海外館藏中醫古籍珍善本輯存（第一編）

第二十册

劉金柱　羅　彬　主編

醫書六種（一）

廣陵書社

醫經醫理類

醫書六種（一）

〔清〕徐靈胎　著

半松齋藏板　清乾隆刻本

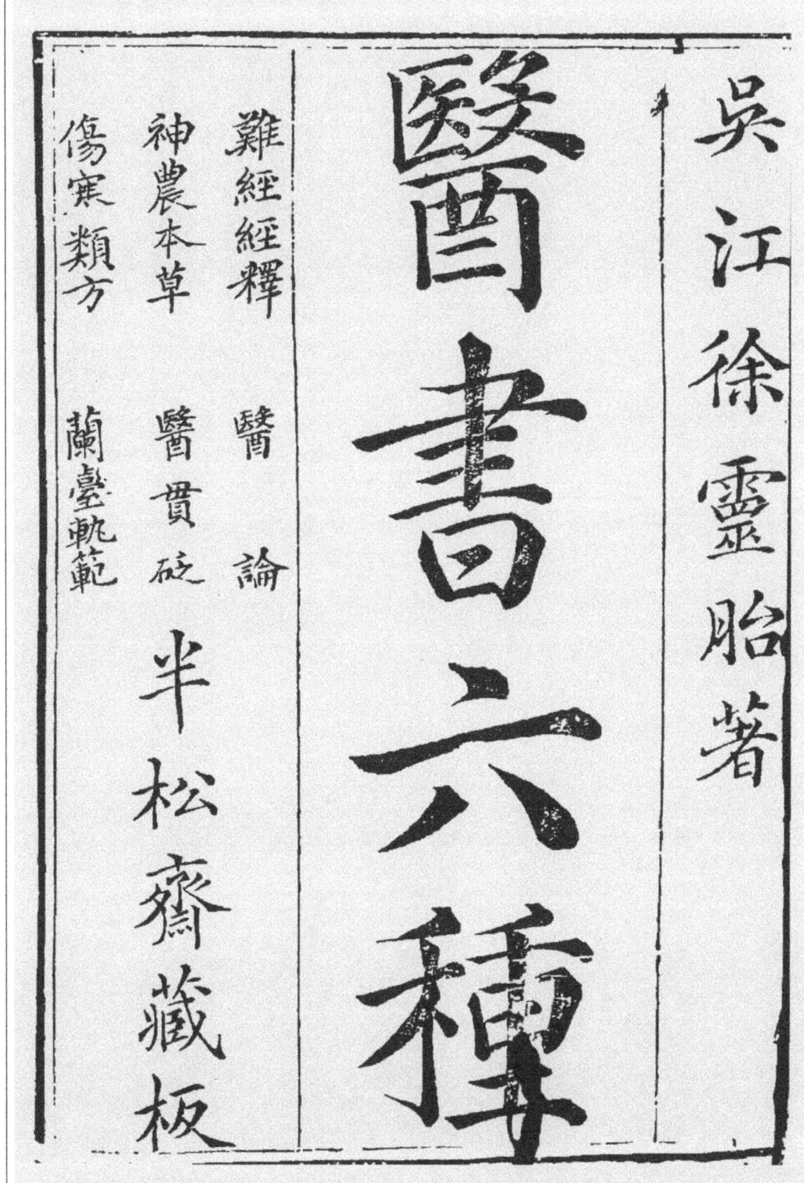

吴江徐靈胎著

醫書六種

難經經釋　醫論
神農本草　醫貫砭
傷寒類方　蘭臺軌範

半松齋藏板

敘

難經非經也以靈素之微言奥旨引端未發者設為問荅之語俾暢厥義也古人書篇名義非可苟稱難者辯論之謂天下豈有以難名為經者故知難經非經也自古言醫者皆祖内經而内經之學至漢而分倉公氏以診勝仲景氏以方勝華佗氏以針灸雜法勝雖皆不離乎内經而師承各别逮晉唐以後則支流愈分徒講乎

醫之術而不講乎醫之道則去聖遠矣惟雜經則悉本内經之語而敷暢其義聖學之傳惟此為淂其宗然竊有疑焉其説有即以經文為釋者有悖經文而為釋者有顛倒經文以為釋者夫茍如他書之别有師承則人自立説源流莫考即使与古聖之説大悖亦無從而證其是非若即本内經之文以釋内經則内經具在也以經證經而是非顯然矣然此書之垂已二千餘

年、註者、不下數十家、皆不敢有異議、其間、有大可疑者、且多曲為觧釋、幷也書之、是者及疑之、則豈前人皆無識乎、殆非也、盖經學之不講、久矣、惟知溯流以尋源、源不得、則中道而止、未嘗從源以及流也、故以難經視難經、則難經自無可議、以內經之義疏視難經、則難經正多疵也、余始也、盖嘗崇信而佩習之、習之久而漸疑、其或非更習之久、而信巳之必是非、信巳也、信夫

難經之必不可違乎内經也於是本其發難之
情先為申述内經本意索其條理隨文詮釋既
乃别其異同辨其是否其間有殊法異義其說
不本於内經而与内經相發明者此則别有師
承又不得執内經而議其可否惟夫遵内經之
訓而詮解未洽者則摘而証之於經非以難經
為可詘也亟所以彰難經於天下後世使知難
經之為内經羽翼其淵源如是也因名之為經

釋，難經所以釋經，今復以經釋難，以難釋經，而經明，以經釋難，而難明，此則所謂醫之道也，而非術也，其曰秦越人著者，始見於新唐書藝文志，蓋不可定，然實兩漢以前書云，雍正五年三月既望松陵徐大椿叙

序

小道之中、切於民生日用者、醫卜二端而已、卜者、家不可憑而可憑、醫者、家可憑而不可憑者也、蓋卜之爲道、布策開兆毫無據依而萬事萬物之隱微變態俱欲先知洞察、此家不可憑者也、然驗者、應若桴鼓、不驗者、背若氷炭愚夫愚婦、皆能辨其技之工拙也、若醫之爲道、辨症定方、彰彰可考、薑桂入口、即熱、芩連下咽、知寒、巴黄必瀉、參朮、必補、莫不顯然、但病無即愈即死之理、症有假熱假寒之異、上下殊方、六經異治、先後無容、顛越輕重、不得倒施、愈期有久暫之數、傳變有淺深之別、或藥不中病、反有小效、或治依正法、竟無近功、有效後而加病者、有無效而病漸除者、有藥本無誤病遂當劇即歸咎于藥者、有藥本大誤其害未發反歸功于藥者、病家不知也、醫者亦不知也、因而聚訟紛紜、遂至亂投藥石、誰殺之、誰生之、竟無一定之論、此家無憑者也、事既無憑、則枝之良賤何由而定、曰有之、世故熟、形狀偉、勦説多、時命通、見機便捷、交遊推獎、則爲名醫、殺人、而人不知也、知之亦不怨也、反此者、則爲庸醫、有功則曰偶中、有咎、則盡歸之、故醫道不可憑、而醫之良賤、更不可憑也、若趙養葵醫貫之盛行于世、則非趙氏之力自能如此也、晚邨吕氏負一時之盛名、當世信其學術、而并信其醫、彼以爲是誰敢曰非、況秪記數方、遂傳絶學、藝極高、而功極易、效極速、而名極美、有不風行天下者耶、如是、而殺人之術，遂無底止矣。嗚呼！為盜之害有盡，而賞盜之害無盡。蓋為盜不過一身，誅之則人盡知懲；賞盜則教天下之人胥為盜也，禍寧有窮哉！余悲民命之所關甚大，因擇其反經背道之尤者，力為辨析，名之曰《醫貫砭》，以請正于明理之君子，冀相與共弭其禍。雖甚不便于崇信《醫貫》之人，或遭謗讟，亦所不惜也。乾隆六年二月既望，洄溪徐大椿題。

難經經釋

凡例

一是書總以經文爲証，故不旁引他書。如經文無可証，則間引仲景《傷寒論》及《金匱要畧》兩書，此猶漢人遺法，去古未遠。若《甲乙經》、《脈經》，則偶一及之，然亦不過互相參考，并不據此以爲駁辨。蓋後人之書，不可反以証前人也。

一難經注釋，其著者不下十餘家，今散亡已多，所見僅四五種，語多支離淺晦，惟滑氏《本義》最有條理，然余亦不敢襲一語蓋雖經本文理解已極明曉其深文奥義則俱本内經今既以内經爲詮釋則諸家臆説總屬可去故訓詁詮釋則依本文辨論考証則本内經其間有章節句語錯悮處前人已是正者則亦注明某人之説餘則無前人一字即有偶合非故襲也

一本文正解不論與内經違合姑依本文使就條貫其有補正缺失及推廣其義或旁証其説者則用按字另説其論是非可否剖析辨正之處則於章節之後仍用按字自爲一段以便省覽

一辨駁處固以崇信内經違衆獨異皆前人之所未及即本文下詮解處不無與前人合者然此原屬文理一定無可異同竝非勦說要亦必深思體認通貫全經而後出之此處頗多苦心故條理比前人稍密則同中仍不無小異也

一諸家刊本簡首俱有圖像起於宋之丁德用此亦不過依辭造式不必盡合惟三十二難論婚嫁及四十難論長生兩說須按圖爲易見然注自明備亦可推測而曉故俱不列

難經經釋卷上

盧國秦越人扁鵲著　　吳江後學徐大椿靈胎釋

一難曰十二經中皆有動脈十二經手足三陰三陽也動脈脈之動現於外如手太陰天府雲門之類按之其動亦應手是也獨取寸口以決五藏六府死生吉凶之法何謂也寸口即太淵經渠穴之分兼兩手上中下三部脈也

按首發一難即與靈素兩經不合素問三部九候論明以頭面諸動脈爲上三部以兩手之動脈爲中三部以股足之動脈爲下三部而結喉旁之人迎脈往往與寸口並重兩經言之不一獨取寸口者越人之學也自是而後診法精而不備矣○又按十二經之動脈明堂針灸圖甲乙經諸書指稱動脈者二十餘穴然與寸口之動微別惟靈樞動輸篇帝問經脈十二而手太陰足少陰陽明何以獨動不休下文岐伯之意蓋指太陰之經渠少陰之太溪陽明之人迎言則可稱動脈者惟此三穴故亦用以診候其餘不過因其微動以驗穴之真僞俱不得稱動脈也

然寸口者脈之大會手太陰之脈動也會聚也手太陰肺之經也大會靈動輸篇云胃爲五藏六府之海其氣清上注於肺肺氣從太陰而行之其行也以息往來是也又靈經脈篇云手太陰之脈循魚際出大指之端人一呼脈行三寸一吸脈行三寸呼吸定息脈行六寸人一日一夜凡一萬三千五百息脈行五十度周於身呼出氣也吸內氣也靈五十營篇人經脈上下左右前後二十八脈周身十六丈二尺呼吸定息氣行六寸二百七十息氣行十六丈二尺一周於身一萬三千五百息氣行五十營於身度過也猶言過一次也二十八脈實數詳靈脈度篇

按經文明言周身十六丈二尺爲一度何等明白今删去此一句則五十度三字何從算起作難經所以明經也今直寫經文而又遺其要則經反晦矣

漏水下百刻按隋志刻漏始於黃帝一晝一夜定爲百刻浮箭於壺內以水減刻出分晝夜之長短營衛行陽二

十五度行陰亦二十五度爲一周也營衛靈營衛生會篇云人受氣於穀穀入於胃以傳於肺五藏六腑皆以受氣其清者爲營濁者爲衛營在脈中衛在脈外是也合言脈則營衛在其中矣日行陽而夜行陰晝夜各二十五度則五十度爲一周也蓋晝夜有長短此舉其中而言其行陽行陰起止出入之法詳靈衛氣行篇故五十度復會於手太陰寸口者五藏六府之所終始故法取於寸口也起於手太陰止於手太陰故曰終始五藏六腑之氣皆現於此故取寸口可以決生死吉凶也靈營衛生會篇云營出於中焦衛出於下焦帝曰願聞三焦之所出岐伯曰上焦出胃上口並咽貫膈循太陰之分而行還至陽明上至舌下足陽明常與營俱行於陽二十五度行於陰亦二十五度一周也故五十度而復大會於手太陰矣此營衛之常度也

二難曰脈有尺寸何謂也然尺寸者脈之大要會也尺寸詳下文要會言要切之地會聚之處也從關至尺是尺內陰之所治也從關至魚際

是寸口內陽之所治也關者寸尺分界之地脈訣所謂高骨爲關是也關下爲尺主腎肝而沉故屬陰魚際大指本節後內廉大白肉名曰魚其赤白肉分界即魚際也關上爲寸口主心肺而浮故屬陽治理也

按內經有寸口脈口尺寸而無關字蓋寸口以下通謂之尺口若對人迎而言則尺寸又通謂之寸口脈口也〇又按關以上至魚際爲寸則至尺之尺當指尺澤言尺澤在肘中約文上動脈

故分寸爲尺分尺爲寸此二句釋尺寸二字極明曉言關上分去一寸則餘者爲尺關下分去一尺則餘者爲寸此言尺寸之所以得名也故陰得尺中一寸陽得寸內九分此二句又於尺寸之中分其長短之位以合陰陽之數一寸爲偶數九分爲奇數也蓋關以下至尺澤皆謂之尺而診脈則止候關下一寸關以上至魚際皆謂之寸而診脈止候關上九分故曰尺中一寸寸內九分也尺寸終始一寸九分故曰尺寸也此又合尺寸之數而言然得一寸不名曰寸得九分不名曰分者以其在尺之中在寸之中也

據此分別精細自是越人所獨得足以輔翼經文

三難曰：脈有太過，有不及，有陰陽相乘，有覆，有溢，有關，有格，何謂也？太過不及病脈也陰乘陽則陰過而犯陽陽乘陰則陽過而犯陰此太過不及之甚覆溢關格又相乘之甚者也詳見下文

然：關之前者，陽之動也，脈當見九分而浮。關前爲陽見上文浮陽之象也過者法曰太過，減者法曰不及，遂上魚爲溢，過謂浮出九分也減謂浮不至九分也魚即魚際上魚浮至魚際太過之甚也溢滿而出于外也爲外關內格，此陰乘之脈也。關格據三十七難言陽氣太甚則陰氣不得相營故曰關陰氣太盛則陽氣不得相營故曰格則此云外關者外而陽盛越於外內格者內而陰盛距於內也陰乘陰氣上乘陽位也

關以後者，陰之動也，脈當見一寸而沉。關後爲陰沉陰之象也過者法曰太過，減者法曰不及，遂入尺爲覆，過謂沉過一寸也減謂沉不及一寸也尺一寸後尺

中也覆反而頂也為內關外格此陽乘之脈也內關謂陽反在下居陰之位外格謂陰反上越居陽之位也陽乘陽氣下入陰中也故曰覆溢是其真藏之脈人不病而死也真藏之脈謂藏氣已絕其真形獨現於外不必有疾病而可決其必死也〇按此當與三十七難合觀之

按素問玉機真藏論五藏各有真藏脈各詳其形乃胃氣不能與藏氣俱至於手太陰故本藏之脈獨現謂之真藏並非關格之謂關格之說自詳靈樞終始篇及素六節藏象篇亦並與真藏無干何得混并其辭關格說詳三十七難中

四難曰脈有陰陽之法何謂也陰陽謂脈之屬於陰屬於陽也然呼出心與肺吸入腎與肝呼吸之間脾受穀味也心肺在上部故出氣由之屬陽腎肝在下部故入氣歸之屬陰脾主中宮故司出入之間也受穀味即因胃氣以至手太陰之義

按受穀味三字亦屬贅辭

其脈在中（在中介乎陰陽之間也）浮者陽也沉者陰也故曰陰陽也（浮爲表故屬陽沉爲裏故屬陰）心肺俱浮何以別之（呼出心與肺故俱浮別分別也）然浮而大散者心也浮而短濇者肺也（心屬火故其象大散肺屬金故其象短濇此心肺之本脈而浮則其所同者也）腎肝俱沉何以別之（吸入腎與肝故俱沉）然牢而長者肝也按之濡舉指來實者腎也（肝屬木故其象牢而長腎屬水故其象濡而實水體外柔而內剛也）脾者中州故其脈在中是陰陽之法也（在中不沉不浮之間也此以上釋陰陽之義已明下文又於陰陽之中交互言之也）脈有一陰一陽一陰二陽一陰三陽有一陽一陰一陽二陰一陽三陰如此之言寸口有六脈俱動耶（俱動言三陰三陽盡見也六脈見下文）然此言者非有六脈俱動也謂浮沉長短滑濇也（此即所謂六脈也浮者在

上沉者在下長者過本位短者不及本位滑者流利濇者凝滯浮沉長短以形言滑濇以質言也

浮者陽也滑者陽也長者陽也沉者陰也短者陰也濇者陰也此所謂三陰三陽也所謂一陰一陽者謂脈來沉而滑也一陰二陽者謂脈來沉滑而長也一陰三陽者謂脈來浮滑而長時一沉也所謂一陽一陰者謂脈來浮而濇也一陽二陰者謂脈來長而沉濇也一陽三陰者謂脈來沉濇而短時一浮也此六脈互見之象也然此舉其例而言亦互相錯綜非一定如此也但浮沉可以相兼而滑濇短長不得並見亦所當曉也

各以其經所在名病逆順也上文言脈之形體而未嘗斷吉凶此乃言其斷法也其經手足三陰二陽也逆順如心脈宜浮腎脈宜沉則為順若心脈反沉腎脈反浮則為逆此又見脈無定體因經而定順逆其法則兩經備言之

五難曰：脈有輕重，何謂也？浮而無力爲輕，沉而有力爲重。然：初持脈如三菽之重，與皮毛相得者，肺部也；持脈即按脈也。菽，豆之總名。三菽之重，言其力與三菽等也。皮毛相得，言其浮至皮毛之分也。肺脈最輕，故其象如此。如六菽之重，與血脈相得者，心部也；如九菽之重，與肌肉相得者，脾部也；如十二菽之重，與筋平者，肝部也；按之至骨，舉指來疾者，腎部也。血脈肌肉筋骨遞沉而下，故脈之輕重以此爲準。蓋肺居最上，心次之，脾次之，肝又次之，腎居最下，至骨沉之至也。舉指來疾，疾言其有力而急迫，即四難舉指來實之義也。○按《靈·九針篇》：肺主皮，心主脈，脾主肌，肝主筋，腎主骨，故其脈亦相合。此五臟本脈之象如此，倘有太過不及，則病脈也。故曰輕重也。

按《傷寒論·平脈法》引此數語，稱爲經說。其所謂經，疑即《難經》；至《難經》之所本，則不知其何出也。

六難曰：脈有陰盛陽虛，陽盛陰虛，何謂也？此與上文脈有陰陽之法不同。上文言脈之屬於陰屬於陽平脈也此則言陰分之脈與陽分之脈有太過不及病脈也然浮之損小沉之實大故曰陰盛陽虛沉之損小浮之實大故曰陽盛陰虛浮脈主陽沉脈主陰損小則氣血衰實大則氣血盛是陰陽虛實之意也

七難曰經言少陽之至乍大乍小乍短乍長陽明之至浮大而短太陽之至洪大而長少陽陽氣尚微離陰未遠故其脈無定陽明之陽已盛然尚未極故浮大而短太陽之陽極盛故洪大而長至言其氣至而脈應也太陰之至緊大而長少陰之至緊細而微厥陰之至沉短而敦太陰爲陰之始故有緊象而尚有長大之陽脈也少陰之陰漸盛故緊細而微厥陰陰之至故沉短而敦陰脈之極也此六者是平脈邪將病脈邪平脈本然之脈也病脈有過之脈也

按所引經言見素問至眞要大論經云厥陰之至其脈弦少陰之至其脈鈎太陰之至其脈沉少陽之至大而浮陽明之至短而濇太陽之至大而

長又平人氣象論太陽脉至洪大而長少陽脉至乍數乍踈乍短乍長陽明脉至浮大而短與此大同小異

然皆王脉也王脉得其時而氣應生王也其氣以何月各王幾日然冬至之後得甲子少陽王自古曆元皆起於冬至其日必以甲子然歲周三百六十五日四分日之一則日有零餘每歲遞差至日不必皆當甲子此云冬至後得甲子者乃指至日之當甲子者言也至日當甲子至立春後十五日歷一甲木氣始盛故曰少陽王也若至日不當甲子少陽之王大槩以六十日不復以甲子爲限復得甲子陽明王復得甲子太陽王復得甲子太陰王復得甲子少陰王復得甲子厥陰王少陽之陽尚微陽明則陽已盛太陽則陽極盛極則陰生而太陰用事太陰之陰尚微少陰則陰已盛厥陰則陰極盛極則陽生如是無已王各六十日甲子至甲子則六十日一週也六六三百六十日以成一歲此三陽三陰之王時日大要也時指月言日指日數言以終上文何月幾日之問

八難曰寸口脈平而死者何謂也平謂脈不病也然諸十二經脈者皆係於生氣之原所謂生氣之原者謂十二經之根本也謂腎間動氣也十二經見上係連屬也十二經之氣皆從此出故謂之根本腎間兩腎之中間也動氣氣所開闔出入之處即所謂命門也其說詳三十七難中此五藏六府之本十二經脈之根呼吸之門三焦之原一名守邪之神吸入腎與肝故爲呼吸之門即所謂動氣是也三焦與腎同候而腎屬下焦故曰三焦之原謂三焦所從出也守邪未詳或謂元氣既足則邪不能傷故曰守邪未知是否故氣者人之根本也根絶則莖葉枯矣氣即原氣也原氣在人猶草木之有根本若草木根絶則莖葉枯落人之原氣亦猶是也寸口脈平而死者生氣獨絶於内也言内之生氣已絶測雖其外之脈甚平而終不免於死也

按脈之流動氣實主之未有生氣已絶而寸口脈尚平者况生氣之絶不絶亦必診脈而後見若生氣絶而脈猶平則生氣自生氣脈自脈不相連

屬有其理乎若内經必無此語病也

九難曰：何以別知藏府之病耶？然：數者府也，遲者藏也。府屬陽，藏屬陰故也。數則爲熱，遲則爲寒。此二句釋所以遲數之義。諸陽爲熱，諸陰爲寒。此二句又釋所以數屬府、寒屬藏之義。諸陰諸陽，又推言之也。故以別知藏府之病也。按：以遲數別藏府，亦未盡然，蓋府病亦有遲，而藏病亦有數者，但言其所屬陰陽大概則可耳，然終有語病。

十難曰：一脈爲十變者，何謂也？一脈十變，謂一藏之脈，其變有十，如下文所云也。然：五邪剛柔相逢之意也。五邪，五藏五府之邪也。剛柔，五藏爲柔，六府爲剛。相逢，爲藏邪干藏，府邪干府也。下文詳之。假令心脈急甚者，肝邪干心也；心脈微急者，膽邪干小腸也；心脈大甚者，心邪自干心也；心脈微大者，小腸邪自干小腸也心脈緩甚者脾邪干心也心脈微緩者胃邪干小腸也心脈濇甚者肺邪干心也心脈微濇者大腸邪干小腸也心脈沉甚者腎邪干心也心脈微沉者膀胱邪干小腸也此所謂十變也蓋藏干藏則脈甚府干府則脈微急大緩濇沉乃五藏之本脈見何藏之脈則知何藏之干也候小腸于心脈者素血氣形志篇云手太陽與少陰爲表裏故也餘藏配合亦準此五藏各有剛柔邪故令一脈輒變爲十也此二句乃推言之舉心以爲例則五藏皆然故曰各有曰輒變也

按此決甚精妙亦經文之所未發

十一難曰經言脈不滿五十動而一止一藏無氣者何謂一作藏也靈根結篇云五十動而不一代者五藏皆受氣四十動一代者一藏無氣三十動一代者二藏無氣二十動一代者三藏無氣十動

一代者四藏無氣不滿十動一代者五藏無氣此引經文而約言之也無氣謂其氣已絕故脈行至此則斷而不續也然人吸者隨陰入呼者因陽出吸入腎與肝故吸隨陰入呼出心與肺故呼因陽出今吸不能至腎至肝而還人一呼脈再動一吸脈再動言呼吸者以脈由呼吸以行也脈動未終而止因以知吸不能至腎也故知一藏無氣者腎氣先盡也不能至腎故爲腎氣盡

按靈根結篇四十動一代一藏無氣至不滿十動一代五藏無氣云云並不指明先絕之藏蓋必審其何藏受病則何藏先絕此定理也若此所云則一腎二肝三脾四心五肺不必以受病之藏爲斷恐無是理○又按以呼吸驗無氣之義未確若以吸不能至腎則第五動即當止矣何以能至四十動而一代耶

十二難曰經言五藏脈已絕於內用鍼者反實其外五藏脈已絕於外用鍼者反實其內內外之絕何以別之經文見靈

九針十二原篇　然五藏脈已絶於内者腎肝脈絶於内也而醫反補其心肺五藏脈已絶於外者心肺脈絶於外也而醫反補其腎肝腎肝主内心肺主外補謂以針補之也陽絶補陰陰絶補陽心肺爲陽腎肝爲陰是謂實實虛虛損不足而益有餘絶者虛也不足也不絶者實也有餘也補其所不當補則絶者益殆矣如此死者醫殺之耳言病不必死而醫者誤治以致其死也

按靈九針十二原篇云五藏之氣已絶於内而用針者反實其外是謂重竭重竭必死其死也靜治之者輒反其氣取腋與膺五藏之氣已絶於外而用針者反實其内是謂逆厥逆厥則必死其死也躁治之者反取四末蓋内絶爲陰虛故補腋與膺以其爲藏氣之所出也外絶爲陽虛故補四末以其爲諸陽之本也治法曉然可見今易氣字作脈字已屬支離又以心肺爲外腎肝爲内夫既云五藏之脈則心肺腎肝皆在其中乃外絶指心肺内絶指腎肝文義如何可曉夫陰陽内外各有所當不可執定心肺爲外腎肝爲内之一說也要知五藏分言之則腎肝内而心肺外合言之

則五藏又各有内外也○滑氏本義引馮氏所謂此篇合入用鍼補寫之類當在六十難之後以例相從也

十三難曰：經言見其色而不得其脉，反得相勝之脉者即死，得相生之脉者病即自已。色之與脉當參相應，爲之奈何？經文見靈邪氣藏府病形論相勝相生義見下文然：五藏有五色，皆見於面，亦當與寸口尺内相應。五色見下言何藏病則現何色也寸口指脉言尺内指尺之皮膚言下文自明按靈邪氣藏府病形論曰夫色脉與尺之相應也如桴鼓影響之相應也脉指診言尺指皮膚言語便穩當今改脉作寸口字義便混雜難曉此經文之所以不可易也假令色青，其脉當弦而急；色赤，其脉浮大而散；色黄，其脉中緩而大；色白，其脉浮濇而短；色黑，其脉沉濡而滑。此所謂五色之與脈當參相應也靈五色篇云青爲肝赤爲心白爲肺黄爲脾黑爲腎弦急浮大五者皆五藏之本脈也靈邪氣藏府病形篇云色青者其脈弦也赤者其脈鈎也黄者其脈代也白者其脈毛黑者其脈石與此可以參觀

脈數尺之皮膚亦數脈急尺之皮膚亦急脈緩尺之皮膚亦緩脈濇尺之皮膚亦濇脈滑尺之皮膚亦滑此所謂與尺内相應者也

按靈邪氣藏府病形論云調其脈之緩急小大滑濇而病變定矣脈急者尺之皮膚亦急脈緩者尺之皮膚亦緩脈減者尺之皮膚亦減而少氣脈大者尺之皮膚亦賁而起脈滑者尺之皮膚亦滑脈濇者尺之皮膚亦濇今去大小而易數字數者一息六七至之謂若皮膚則如何能數此必傳寫之誤不然則文義且難通矣

五藏各有聲色臭味當與寸口尺内相應其不一本有相字應者病也

按經文明言得相勝者死得相生者病已此明指有病者言也今云其不應者病也似概爲無病者言下語頗少斟酌○又按上文止言色此處又增出聲臭味而下文又無發明夫聽五藏所發之聲猶曰聞爲四診之一若臭味不知何等辨法且何以與寸口尺內相應不更荒唐乎至素金匱真言論所云臭味則以五藏之本體言不得與脈相應也

假令色青其脈浮濇而短若大而緩爲相勝浮大而散若小而滑爲相生也色青屬肝浮濇而短是肺脈脈勝色也大而緩爲脾脈色勝脈也故曰相勝浮大而散是心脈色生脈也小而滑爲腎脈脈生色也故曰相生

按此語釋相字之義甚備亦經文之所未及

經言知一爲下工知二爲中工知三爲上工上工十全九中工十全八下工十全六此之謂也知一謂色脈尺三者之中能明其一也全謂不誤治能愈

其病也

按靈邪氣藏府病形篇云善調尺者不待於寸善調脈者不待於色能參合而行之者可以爲上工上工十全九行二者爲中工中工十全七行一者爲下工下工十全六何等明白此處將上文三項錯舉不倫忽云知一知二若無經文現存則此語竟難解矣況此章答語俱屬經文並無發明翻將經文顛倒錯亂使文理次序多不連貫讀者試將靈樞邪氣藏府病形篇一對觀之其語病便顯然矣

十四難曰脈有損至何謂也少曰損多曰至然至之脈一呼再至曰平三至曰離經四至曰奪精五至曰死六至曰命絶此至之脈也何謂損一呼一至曰離經再一作二呼一至曰奪精三呼一至曰死四呼一至曰命絶此損之脈也平者適得其常之謂離經離其常經也奪精精氣已奪也死者言其必至於死命絶則其生氣已絶僅存脈之動而已亦隨息也

按素平人氣象論云人一呼脈一動一吸脈一動曰少氣人一呼脈三動而躁尺熱曰病溫尺不熱脈滑曰病風脈濇曰痺人一呼脈四動以上曰死脈絶不至曰死乍踈乍數曰死盖損不過一呼一動數不過四動以上若損至於四呼一至至至於一呼六至恐天下未必有此脈也

至脈從下上損脈從上下也心肺爲上腎肝爲下損脈之爲病奈何然一損損於皮毛皮聚而毛落二損損於血脈血脈虛少不能榮於五藏六府三損損於肌肉肌肉消瘦飲食不能爲肌膚四損損於筋筋緩不能自收持五損損於骨骨痿不能起於牀反此者至於收病也按於收二字滑氏云疑作脈之是也○靈九針篇肺主皮心主脈脾主肌肝主筋腎主骨皮聚者枯而縮也五藏肺居最上腎居最下由肺以至腎此所謂從上下也反此謂至脈之病則由腎以至肺所謂從下上也從上下者骨痿不能起於牀者死從下上者皮聚而毛落者死

此以斷至損脈之死期也蓋損即爲遲遲屬寒故先中於表至即爲數數爲熱故先中於裏表裏相傳既久至內外表裏俱病則不復可治矣

治損之法奈何然損其肺者益其氣損其心者調其營衛損其脾者調其飲食適其寒溫損其肝者緩其中損其腎者益其精此治損之法也

肺主氣故益其氣營衛者血之所充飲食寒溫肌肉之所由生緩中者即經所謂肝苦急急食甘以緩之之義精者腎之所藏蓋病在何藏則各隨其所在而治之也○按言治損而不言治至者蓋損至之脈雖有從上下從下上之殊而五者之病狀則一故言治損而治至之法亦備矣

脈有一呼再至一吸再至有一呼三至一吸三至有一呼四至一吸四至有一呼五至一吸五至有一呼六至一吸六至有一呼一至一吸一至有再呼一至再吸一至有呼吸再至按此五字疑衍脈來如此何以別知其病也上文

統言五藏受病之次此又重問以求其病形也然脈來一呼再至一吸再至不大不小曰平一呼三至一吸三至爲適得病適得病即上文離經之義言僅爲有病之脈也前大後小即頭痛目眩前小後大即胸滿短氣前指寸後指尺前大後小病氣在陽故頭痛目眩前小後大病氣在陰故胸滿短氣一呼四至一吸四至病欲甚病欲甚即奪精之義言其病將深也脈洪大者苦煩滿沉細者腹中痛滑者傷熱濇者中霧露洪大爲陽邪外越故煩滿沉細爲陰邪內陷故腹痛滑爲血實故爲熱濇爲傷濕故中霧露此又於一息四至之病分別言之亦舉此爲例言仍當取所現脈象以別其病欲令讀者推廣其義也一呼五至一吸五至其人當困沉細夜加浮大晝加不大不小雖困可治其有大小者爲難治困者近於死也沉細屬陰故加於夜浮大屬陽故加於晝大即浮大小即沉細若不大不小則晝夜不至於有加故可治有大小則歷晝夜而病益進爲

難治也○不大不小即靈禁服篇所謂若引繩大小齊等之義若更參差不倫則難治矣一呼六至一吸六至爲死脈也沉細夜死浮大晝死死脈即命絕之謂一呼一至一吸一至名曰損人雖能行猶當著牀所以然者血氣皆不足故也言雖能行步久當不起於牀也血氣不足明所以得損脈之故再呼一至再吸一至名曰無魂無魂者當死也人雖能行名曰行尸無魂言魂氣已離也行尸言其人生道已絕如尸之行也上部有脈下部無脈其人當吐不吐者死吐則氣逆於一故脈亦從而上則下部之無脈乃因吐而然非真離其根也若上下吐而無脈則脈爲真無而非氣逆之故矣故曰死上部無脈下部有脈雖困無能爲害所以然者譬如人之有尺樹之有根枝葉雖枯槁根本將自生脈有根本人有元氣故知不死按譬如一字滑氏云

當在有尺下○脈者根乎元氣以運行者也元氣未壞則脈自能漸生其所以上部之無脈者特因氣血之偶有滯耳病去則自復也○按上部有脈以下又因上文損至之義而極言之以見無脈之故亦有兩端不可概定其死也

十五難曰經言春脈弦夏脈鉤秋脈毛冬脈石是王脈耶將病脈也（經文見素平人氣象論及玉機眞藏論）然弦鉤毛石者四時之脈也（四時之脈謂脈之應乎四時即王脈也）春脈弦者肝東方木也萬物始生未有枝葉故其脈之來濡弱而長故曰弦（濡弱而長是弦之正象否則即爲太過不及之脈也）夏脈鉤者心南方火也萬物之所茂垂枝布葉皆下曲如鉤故其脈之來疾去遲故曰鉤（來疾者其來少急而勁去遲者其去少緩而弱此所謂下曲如鉤也）秋脈毛者肺西方金也萬物之所終草木華葉皆秋而落其枝獨

在若毫毛也故其脈之來輕虛以浮故曰毛其枝獨在若毫毛言其四面無所輔而體又甚輕也冬脈石者腎北方水也萬物之所藏也盛冬之時水凝如石故其脈之來沉濡而滑故曰石此四時之脈也冬氣斂聚故沉而濡滑水之象也○按藏府之與五行各有所屬而春夏秋脈皆以木爲喻者蓋唯木爲因時遷變也如有變奈何變謂失常也然春脈弦反者爲病何謂反然其氣來實強是謂太過病在外氣來虛微是謂不及病在内太過屬陽而發於表故病在外不及屬陰而怯於中故病在内氣來厭厭聶聶如循榆葉曰平厭厭素問王氷注以爲浮薄而虛也按素平人氣象論云平肝脈來耎弱招招如揭長竿末梢曰肝平又云平肺脈來厭厭聶聶如落榆莢曰肺平蓋形容肺脈如毛之義今引爲肝平恐不合

益實而滑如循長竿曰病此皆弦而太過之象急而勁益強如新張弓弦曰死此則弦之至即所謂真藏脈也春脈微弦曰平弦多胃氣少曰病但弦無胃氣曰死胃氣沖和之氣也微弦胃氣少但弦無胃氣即上文三者之象也下文倣此春以胃氣爲本夏脈鉤反者爲病何謂反然其氣來實強是謂太過病在外氣來虛微是謂不及病在內其脈來累累如環如循琅玕曰平如環素問作如連珠言其滿盛也琅玕石似珠者來而益數如雞舉足者曰病謂實而勁也按素平人氣象論云病心脈來喘喘連屬其中微曲曰心病又云實而盈數如雞舉足曰脾病今引爲心病之脈亦誤前曲後居如操帶鉤曰死居素問王水注曰不動也帶鉤曲而堅者也夏脈微鉤曰

平鉤多胃氣少曰病但鉤無胃氣曰死夏以胃氣爲本秋脈毛反者爲病何謂反然其氣來實强是謂太過病在外氣來虛微是謂不及病在內其脈來藹藹如車蓋按之益大曰平車蓋言其浮大而虛也

按平人氣象論平肺脈來厭厭聶聶如落榆莢曰肺平前已誤爲心平之脈此二語則經所無也○按仲景傷寒論辨脈法云脈藹藹如車蓋者名曰陽結也此又一義

不上不下如循雞羽曰病素問王冰注謂中央堅而兩旁虛按之蕭索如風吹毛曰死素問云如物之浮如風吹毛曰肺死王冰謂如物之浮瞥瞥然如風吹毛紛紛然也蓋皆輕虛飄亂之義秋脈微毛曰平毛多胃氣少曰病但毛無胃氣曰死秋以胃氣爲本

冬脈石反者爲病何謂反然其氣來實强是謂太過病在外氣來虛微是謂不及病在内脈來上大下兌濡滑如雀之啄曰平雀啄上大而末銳也啄啄連屬其中微曲曰病啄啄連屬言搏手而數其中微曲言其象似鈎也按素平人氣象論云喘喘累累如鈎按之而堅曰腎平來如引葛按之益堅曰腎病至於如鳥之啄乃脾之死脈啄啄連屬其中微曲乃心之病脈不知何以錯誤如此來如解索去如彈石曰死解索緊而散彈石促而堅也素問云發如奪索辟辟如彈石曰腎死冬脈微石曰平石多胃氣少曰病但石無胃氣曰死冬以胃氣爲本胃者水穀之海水穀皆聚於胃如海爲衆水所聚也主稟四時胃屬土土分王四季故曰主稟四時

皆以胃氣爲本是謂四時之變病死生之要會也此總結上文四時之變也

脾者中州也其平和不可得見中州言在四藏之中四藏平和則脾脉在其中故不可得見衰乃見耳來如雀之啄如水之下漏是脾衰之一本無之字見也

雀啄言其堅銳水下漏言其斷續無常

按平人氣象論云平脾脉來和柔相離如雞踐地曰脾平則脾平之脉亦可見也惟素玉機真藏論云脾者土也孤藏以灌四旁者也善者不可見惡者可見其說或本此○又按平人氣象論云如鳥之距如屋之漏如水之流曰脾死則雀啄屋漏直是死脉不特衰脉也

按此一難不過錯引素問平人氣象論及玉機真藏論兩篇語不特無所發明且與經文有相背處反足生後學之疑不知何以謬誤至此

十六難曰脉有三部九候有陰陽有輕重有六十首一脉變爲四時三部九候詳素三部九候論陰陽詳第四難輕重詳第五難六十首見素方盛衰論王氷注謂其義不存或謂即各王六十日

之義一脈變爲四時詳十五難但諸設難下文俱無發明疑有脫誤離聖久遠各自是其法何以別之然是其病有内外證凡人所受傷爲病所以驗其病者爲證蓋病合而證分也其病爲之柰何然假令得肝脈五藏脈體詳十三難其外證善潔肝與膽合膽爲清淨之府故善潔面青善怒素陰陽應象大論肝在色爲蒼在志爲怒其内證臍左有動氣按之牢若痛素刺禁論肝生於左臍左肝之位也動氣眞氣不能藏而發現於外也牢者氣結而堅痛者氣鬱而滯其病四肢滿滿閉塞也蓋肢節皆屬於肝左氏傳云風淫末疾閉淋溲便難靈經脈篇云足厥陰循陰股結於陰器故病見於溲便也轉筋靈九針篇云肝主筋故病筋也有是者肝也無是者非也是指上文病證而言如無此病證則雖見肝脈而受病實不在肝也假令得心脈其外證面赤素心在色爲赤口乾心氣通於舌火上炎則乾也喜笑素心在聲爲笑其内證臍上有動氣臍上心之位也按之牢若痛其病煩心心

痛病在本藏也掌中熱而啘靈經脈篇手少陰之脈入掌內故掌中熱啘乾嘔也素至真要大論諸逆衝上皆屬於火有是者心也無是者非也假令得脾脈其外證面黃素脾在色爲黃善噫噫即噯氣靈口問篇云寒氣客於胃厥逆從下上散復出於胃故爲噫脾與胃合故病同也善思素脾在志爲思善味素脾在竅爲口故主味其內證當臍有動氣按之牢若痛當臍脾位平中也其病腹脹滿素金匱真言論腹爲陰陰中之至陰脾也故病在腹食不消脾主磨食體重脾主肌肉節痛素痿論陽明主束骨而利機關脾與胃合故亦主節怠惰嗜臥勞倦亦屬脾也四支不收脾主四肢有是者脾也無是者非也假令得肺脈其外證面白素肺在色爲白善嚏靈口問篇陽氣和利滿於心出於鼻故嚏肺氣通於鼻故善嚏也悲愁不樂欲哭素肺在志爲憂在聲爲哭其內證臍右有動氣按之牢若痛素刺禁論肺藏於右臍右肺之位也其病喘咳肺主氣氣逆則喘咳

灑淅寒熱（肺主皮毛）有是者肺也無是者非也假令得腎脈其外證面黑（素腎在色爲黑）善恐（素在志爲恐）欠（靈口問篇陰氣積於下陽氣未盡陽引而上陰引而下陰陽相引故數欠又云腎主爲欠）其內證臍下有動氣按之牢若痛（腎居最下臍下腎之位也）其病逆氣（下氣不藏則逆上）小腹急痛（腎治於下故病在小腹）泄如下重（滑氏云如讀爲而○腎主二陰下重氣下墜不收也）足脛寒而逆（靈經脈篇足少陰腎之脈循內踝之後別入跟中以上踹內故病如此）有是者腎也無是者非也

十七難曰經言病或有死或有不治自愈或連年月不已（此亦錯引經語非經之全文也）其死生（一作生死）存亡可切脈而知之耶然可盡知也診病若閉目不欲見人者（此肝病現證肝與膽合肝病則膽虛故閉目不欲見人）脈當得

肝脈強急而長此肝之本脈而反得肺脈浮短而濇者死也證屬木脈屬金爲尅賊也病若開目而渴心下牢者此心病現證心主熱熱甚則開目而渴也脈當得緊實而數此心之本脈而反得沉濇一作濡而微者死也此腎之本脈證屬火脈屬水爲尅賊也病若吐血復鼽衄血者脈當沉細而反浮大而牢者死也此又一義不以生尅言所謂病虛脈實故死也靈玉版篇云衄而不止脈大是三逆即此義也病若譫言妄語身當有熱脈當洪大而反手足厥冷脈沉細而微者死也此則病實脈虛也手足厥冷兼證言之也病若大腹而洩者脈當微細而濇反緊大而滑者死也此亦病虛脈實也靈玉版篇云腹鳴而滿四支清泄其脈大是二逆也○按以上皆發明死病其自愈不已者未及疑有缺文

十八難曰脈有三部部有四經三部寸關尺也四經兩手寸關尺各候一藏一府也手有

太陰陽明手太陰屬肺手陽明屬大腸皆診於右寸足有太陽少陰足太陽屬膀胱足少陰屬腎皆診於左尺爲上下部右寸爲上左尺爲下何謂也然手太陰陽明金也足少陰太陽水也金生水水流下行而不能上故在下部也此言左右手循環相生者也足厥陰少陽足厥陰屬肝少陽屬膽皆診於左關木也生手太陽少陰火手太陽屬小腸手少陰屬心皆診於左寸火炎上行而不能下故爲上部手心主少陽火手心主即手厥陰心包絡也手少陽屬三焦推本文之義則宜診於右尺生足太陰陽明土足太陰屬脾足陽明屬胃皆診於右關土主中宮故在中部也此皆五行子母更相生養者也以上釋三部四經上下之義下文又論所主之病也脈有三部九候各何所主之然三部者寸關尺也九候者浮中沉也三部各有浮中沉故爲九也上部法

天主胸以上至頭之有疾也此又不以經絡以部位言中部法人主鬲以下至臍之有疾也下部法地此四字一作尺為下部法而應乎地主臍以下至足之有疾也即素脈要精微論所云上竟上者胸喉中事也下竟下者少腹腰股膝脛足中事也但其候脈法與此微别審而刺之者也謂審其病之上下而刺其所在則鍼不誤施也○本義謝氏謂此一節當是十六難中答辭與下文又不相屬其説近是

按素脈要精微論尺內兩旁則季脇也尺外以候腎尺裏以候腹中附上左外以候肝內以候鬲右外以候胃內以候脾上附上右外以候肺內以候胸中左外以候心內以候膻中前以候前後以候後其診法與脈經難經俱互異此篇所論六經部位乃素問血氣形志論所謂足太陽與少陰為表裏少陽與厥陰為表裏陽明與太陰為表裏是為足陰陽也手太陽與少陰為表裏少陽與心主為表裏陽明與太陰為表裏是為手之陰陽也以此為據而後世脈經脈訣因之但素問止言經絡表裏如此並不指為診脈之位今乃以右尺診心主少陽及第八難以腎為三焦之原三十九難又謂命門氣與腎通皆互相証明也○按素三部九候論三部指上部中部下部九候謂上部天兩額之動脈上部地兩頰之動脈上部人耳

前之動脈中部天手太陰也中部地手陽明也中部人手少陰也下部天足厥陰也下部地足少陰也下部人足太陰也今乃以寸關尺為三部以浮中沉為九候總無一合蓋内經診脈之法其途不一而難經則専以寸口為斷於是將經中診法盡附會入之此必別有傳授不可盡議其非然既取經文以發其義自當悉本乎經也

人病有沉滯久積聚可切脈而知之耶然診病（一本無病字）在右脇有積氣（積氣積聚之氣也）得肺脈結（右脇肺之部也結為積聚之脈素問平人氣象論云結而横有積矣）脈結甚則積甚結微則積微診不得肺脈而右脇有積氣者何也然肺脈雖不見右手當（一作脈）沉伏（沉伏亦積氣之脈右手統指三部言則肺脈亦在其中又右手氣口脈所以候裏也）其外痼疾同法耶將異也（痼疾凡肌肉筋骨間久留不去之病皆是以其不在藏府外故曰外）然結者脈來去時一止無常數（無常數乃為結脈之象若有常數者或四十動一止或三十動

一止乃代脈主死不但有積矣蓋結脈之所由生以積聚在内脈道不通故其現脈如此名曰結也伏者脈行筋下也浮者脈在肉上行也左右表裏法皆如此言結伏則病在裏結浮則病在表結在右病亦在右結在左病亦在左以此推之則内外亦有積氣瘤疾其結脈同而浮伏異也故曰法皆如此假令脈結伏者内無積聚脈浮結者外無瘤疾有積聚脈不結伏有瘤疾脈不浮結爲脈不應病病不應脈是爲死病也病脈不相應乃眞氣已漓血脈不相聯屬故云死也○按凡病與脈不相應者皆爲死證不特積聚爲然也○又按人病以下至末與前又不類疑是五十二五十五五十六等難内錯簡

十九難曰經言脈有逆順男女有恒而反者何謂也得其脈爲順不得其脈爲逆恒常也謂各有一定之法也反謂上下之强弱相反如下文所云也經文無考然男子生於寅寅爲

木陽也女子生於申申爲金陰也此推本天地初生男女之理而言以明脈之所以異也○按紀氏天錫謂生物之初皆本於子子者萬物之所始也自子推之男左旋三十而至於巳女右旋二十而至於巳是男女嫁娶之數也自巳而懷娠男左旋十月而生於寅女右旋十月而生於申也故男脈在關上女脈在關下關上屬陽得陽之體者應之關下屬陰得陰之體者應之是以男子尺脈恒弱女子尺脈恒盛在關上則尺弱在關下則尺盛是其常也反者男得女脈女得男脈也盛者反弱弱者反盛也其爲病何如然男得女脈爲不足病在內男得陰脈則陽陷於陰故爲不足內謂心腹之內陽氣入陰則病見於陰位也左得之病在左右得之病在右隨脈言之也此又以脈之左右驗病之左右也女得男脈爲太過病在四肢女得陽脈則陰越於陽故爲有餘四肢屬手陽陰氣從陽則病見於陽位也左得之病在左右得之病在右隨脈言之此

之謂也陽道全而陰道半故陽得陰脈為不足陰得陽脈為有餘也

二十難曰：經言脈有伏匿，伏匿於何藏而言伏匿耶？引經言無考伏匿謂不見於本位反藏匿於他部而見其脈也

然：謂陰陽更相乘、更相伏也。言不拘於一藏也脈居陰部而反陽脈見者，為陽乘陰也；陽脈即下文浮滑而長是也脈雖時沉濇而短，此謂陽中伏陰也；言陽雖乘陰而陰猶伏於陽內也脈居陽部而反陰脈見者，為陰乘陽也；陰脈即上文沉濇而短是也脈雖時浮滑而長，此謂陰中伏陽也。重陽者狂，重陰者癲。此又因陰陽之伏匿而極言之重陽重陰言不止伏匿陰皆變為陽陽皆變為陰也狂者陽疾癲者陰疾邪氣既盛至傷其神故其病如此素病能論云有病怒狂者生於陽也脫陽者見鬼，脫陰者目盲。此又因重陰重陽而及之鬼屬陰陽既脫則純乎陰故見鬼目得血而能視陰既脫則血不營於目故目

旨此則重陰重陽之反也、

二十一難曰經言人形病脈不病曰生脈病形不病曰死何謂也然人形病脈不病非有不病者也謂息數不應脈數也言非脈之眞不病也蓋診病以不病調病人一呼二至一吸二至脈數之常若其人旣病則呼吸不齊不能與脈數相應或脈遲而其人之息適緩或脈數而其人之息適促醫者不能審之遂以爲無病而實不然也又或醫者之息不能自調與病者相應則遲數不辨故誤以爲不病亦通經文無考此大法

按形病脈不病乃邪之受傷猶淺不能變亂氣血故生脈病人不病則邪氣已深伏而未發血氣先亂故死何等直截此答辭甚不中欲疑有脫誤○又按傷寒論辨脈法篇脈病人不病名曰行尸以無王氣卒眩仆不省人者短命則死人病脈不病名曰內虛以無穀氣雖困無苦義亦明曉

二十二難曰經言脈有是動有所生病一脈輒一本無輒字變爲

二病者何也此亦非經之全文乃約經語以成文者也此脈字指經脈言是動所生病見靈經脈篇二病指經文是動以下所舉之病及所生病以下所舉之病皆此二者之殊也然經言是動者氣也所生病者血也言脈之動皆氣爲之而所生病者則血爲之也邪在氣氣爲是動邪在血血爲所生病此又言氣血之所以病則皆因乎邪也氣主呴之血主濡之呴煦也薰蒸之義濡滋潤之義氣留而不行者不能呴也爲氣先病也血壅一作滯而不濡者壅凝滯也爲血後病也故先爲是動後所生也言邪之中人必先傷乎氣而氣病然後及乎血而血病故云一脈變二病也按經脈篇是動諸病乃本經之病所生之病則以類推而旁及他經者經文極明曉並無氣血分屬之說

二十三難曰手足三陰三陽脈之度數可曉以不然手三陽之脈三陽靈脈度篇作六陽從手至頭手三陽之脈皆從指末起而終於頭長五尺五六合

三丈（五六合兩手言之也）手三陰之脈從手至胸中（手三陰之脉亦從指末起而至胸中）長三尺五寸三六一丈八尺五六三尺合二丈一尺足三陽之脈從足至頭（足三陽從足指起至頭）長八尺六八四丈八尺足三陰之脈從足至胸（足三陰從足趾足心起至胸）長六尺五寸六六三丈六尺五六三尺合三丈九尺人兩足蹻脈從足至目長七尺五寸二七一丈四尺二五一尺合一丈五尺（蹻脈屬奇經○按蹻脈有陰陽之分左右共四脈不知此何所指○又按陰蹻爲少陰之別陽蹻爲大陽之別靈樞脈度篇論蹻脈起止專指陰蹻言而不及陽蹻則其長短之數乃陰蹻之數也故帝問蹻脈有陰陽何脈當其數岐伯答曰男子數其陽女子數其陰蓋陽蹻與陰蹻雖有內外表裏之殊其長短大約相等也）督脈任脈（亦屬奇經督脈在背任脈在腹詳素問空論）各長四尺五寸二四八尺二五一尺合九

尺凡脈長十六丈二尺此所謂十二經脈長短之數也按以上皆脈度篇原文全無發明　經脈十二絡脈十五見下二十六難何始何窮也然經脈者行血氣通陰陽以營於身者也其始從中焦注手太陰陽明營出於中焦故脈從中焦始　陽明注足陽明太陰太陰注手少陰太陽太陽注足太陽少陰少陰注手心主少陽少陽注足少陽厥陰厥陰復還注手太陰

按靈樞營氣篇論營氣行次序如此然止論營氣非論脈也經文更為詳備此則略舉言之以為脈之終始蓋以營行脈中營氣之行即脈之行也義亦可通

別絡十五皆因其原脈所注為原靈樞九針十二原篇云原者五藏之所以稟三百六十五節氣味也蓋謂五藏之氣皆會

於此而別絡之氣亦因乎此也如環無端轉相灌溉朝於寸口人迎寸口見第一難人迎即左手之寸口脈也朝如朝覲之朝謂會聚於此復稟氣以出也以處百病而決死生也處揆度也見第一難獨取寸口以決死生之義經云明知終始陰陽定矣何謂也見靈終始篇然終始者脈之紀也終始篇云終始者經脈爲紀寸口人迎陰陽之氣通於朝使朝見上使言相爲用也寸口爲陰人迎爲陽如環無端故曰始也終者三陰三陽之脈絕絕則死死各有形死形見下二十四難故曰終也

按靈終始篇云凡刺之道畢於終始明知終始五藏爲紀陰陽定矣下文云陽受氣於四末陰受氣於五藏故寫者迎之補者隨之此終始蓋指十二經之所起止以迎隨之而補瀉焉非謂氣行爲始脈絕爲終也其終始篇篇末亦載十二經脈絕病形與素問診要經終論同此又一義並非終始之終也豈可因篇末有十二經經終病形遂誤以終始之終爲即此終耶何其弗深思也○按此節人迎非指兩經所言結喉旁之人迎脈也第

一難單取寸口則兩手脈俱在其中此節兼舉人迎則右爲寸口左爲人迎正脈經脈訣之所本也

二十四難曰手足三陰三陽氣已絕何以爲候候以證驗之也可知其吉凶不然足少陰氣絕則骨枯以下皆言其候也素六節藏象論云腎其充在骨少陰者冬脈也伏行而溫於骨髓腎脈應冬其氣斂藏於內故骨髓不溫即肉不著骨骨肉不相親即肉濡而却濡濡滞也經作軟而却却退縮也肉濡而却故齒長而枯枯經作垢齒肉却則齗上宣故齒長枯不澤也齒者骨之餘故以此驗之髮無潤澤六節象藏論云腎其華在髮無潤澤者骨先死戊日篤己日死按靈經脈篇與此章全文所異不過數字而經文此句之下有土勝水也四字尤明足太陰氣絕則脈不營其口唇口唇經作肌肉口唇者肌肉之本也六節藏象論云脾其華在唇四白其充在肌脈不營則肌肉不

滑澤肌肉不滑澤則肉滿肉滿則脣反滿浮腫也肉腫則脣亦腫而反出於外也

按經脈篇云脈不營則肌肉軟肌肉軟則舌萎人中滿人中滿則脣反極爲明白此云肉則難解矣

脣反則肉先死甲日篤乙日死經文有木勝土也四字足厥陰氣絕即一作則筋縮引卵與舌卷引牽引也經脈篇云厥陰之脈循陰器又云循喉嚨之後又云環脣內六節藏象論云肝其華在爪其充在筋厥陰者肝脈也肝者筋之合也筋者聚於陰器而絡於舌本素問厥論前陰者宗筋之所聚故脈不營則筋縮急筋縮急即引卵與舌故舌卷卵縮此筋先死庚日篤辛日死經文有金勝木也四字手太陰氣絕即一作則皮毛焦六節藏象論云肺其華在毛其充在皮太陰者肺也行氣溫於皮毛者也氣弗營則皮毛焦皮毛焦則津液去津液

去則皮節傷皮節傷則皮枯毛折 皮枯之皮經文作爪折萎也 毛折者則毛先死丙日篤丁日死 經文有火勝金也四字 手少陰氣絕則脈不通脈不通則血不流 六節藏象論心其華在面其充在血脈 血不流則色 一本無色字 澤去故面色黑如黧 黧黑黃色也 此血先死壬日篤癸日死 經文有水勝火也四字 三陰氣俱絕則目眩轉目瞑 靈大惑論云五藏六府之精皆上注於目而爲之精前二十難云脫陰者目盲亦此義也眩經作系○按三陰經作五陰蓋腑絡與心同候也故經文亦無手厥陰之候 目瞑者爲失志 靈大惑論云目者五藏六府之精也營衛魂魄之所常營也神氣之所生也故神勞則魂魄散志意亂 失志者則志先死死即 一作則 目瞑也 經文作志先死則遠一日半死矣 六陽氣俱絕則陰與陽相離 陽不附於陰也 陰陽相離則腠理泄絕汗乃出 靈終始篇太陽終者絕皮乃絕汗絕汗則終矣 大如貫珠

轉出不流此二句明絶汗之狀經文之所無也即氣先死氣屬於陽也旦占夕死夕占旦死

按靈經脈篇無三陽分候之法止有總論六陽氣絶一段若終始篇及素診要經終論俱有三陽絶候法今既以三陰三陽爲問則當并引經文以証明之尤爲詳備。又按此篇直是靈樞經脈篇原文所易不過數字並無發明

二十五難曰有十二經五藏六府十一耳其一經者何等經也靈九針論五藏心藏神肺藏魄肝藏魂脾藏意腎藏精與志也六府小腸大腸胃膽膀胱三焦主出納水穀如府庫之司出入故曰府也

然一經者手少陰與心主別脈也心主與三焦爲表裏靈九針論足陽明太陰爲表裏少陽厥陰爲表裏太陽少陰爲表裏手陽明太陰爲表裏少陽心主爲表裏太陽少陰爲表裏別脈謂心主本心之宮城宜與心爲表裏乃反別與三焦爲表裏別爲一經故成十二經也三焦上焦中焦下焦也俱有名而無形故言經有

十二也

按言三焦爲無形已屬未當言手心主爲無形則斷無是說心主者即心之包絡有脂膜以衛心者也安得無形其所以不得謂之藏者蓋心主代心行事本無所藏故不以藏名也三焦辨詳三十八難○難經言手心主與三焦凡八見第八三十一三十六三十八三十九六十二六十六及此篇俱當參觀

二十六難曰經有十二絡有十五餘三絡者是何等絡也

靈九針十二原篇云經脈十二絡脈十五凡二十七氣以上下

然有陽絡有陰絡有脾之大絡

靈經脈篇脾之大絡名曰大包出淵液下三寸布胸中

陽絡者陽蹻之絡也陰絡者陰蹻之絡也

蹻脈詳二十三難

故絡有十五焉

按十五絡靈經脈篇明指十二經之別與督任之別及脾之大絡共十五絡皆有穴名及病形治法此以二蹻當之未知何出

二十七難曰脈有奇經八脈不拘於十二經何謂也奇讀如奇偶之奇謂無手足配偶如十二經也詳下篇然有陽維有陰維有陽蹻有陰蹻有衝有督有任有帶之脈凡此八脈者皆不拘於經故曰奇經八脈也詳見下篇經有十二絡有十五凡二十七氣相隨上下出見前篇何獨不拘於經也然聖人圖設溝渠通利水道以備不然不然猶言不虞也天雨降下溝渠溢滿當此之時霶霈妄作一作行聖人不能復圖也此以水道喻人身血脈之道此絡脈滿溢諸經不能復拘也言血脈充盛十二經不足以容之則溢出而爲奇經故奇經爲十二經之别脈也

二十八難曰其奇經八脈者既不拘於十二經皆何起何

繼也繼續也脈經作繫然督脈者起於下極之俞俞即穴也下極即長强穴屬督脈在脊骶骨端並於脊裏脊裏背脊中也上至風府風府屬督脈在項上入髮際一寸大筋内宛宛中入屬於腦靈經脈篇督脈之別名曰長强挾膂上項散頭上下當肩胛左右別走太陽入貫膂實則脊强虛則頭重素問骨空論督脈者起於少腹以下骨中央女子入繫廷孔其孔溺孔之端也其絡循陰器合篡間繞篡後別繞臀至少陰與巨陽中絡者合少陰上股内後廉貫脊屬腎與太陽起於目内眥上額交巔上入絡腦還出別下項循肩髆内俠脊抵腰中入循膂絡腎其男子循莖下至篡與女子等其少腹直上者貫齊中央上貫心入喉上頤環脣上繫兩目之下中央此生病從少腹上衝心而痛不得前後爲衝疝其女子不孕癃痔遺溺嗌乾任脈者起於中極之下中極穴屬任脈在臍下四寸中極之下蓋指會陰穴也以上至毛際前陰之上循腹裏即中極穴上關元關元穴在臍下三寸至咽喉素問骨空論至咽喉之下有上頤循面入目六字靈經脈篇任脈之別名曰尾翳下鳩尾散於腹實則腹皮痛虛則癢搔衝脈者起於氣衝足陽明經穴在毛際兩旁並足陽明之經素痿論云

衝脈者經脈之海主滲灌谿谷與陽明合於宗筋陰陽總宗筋之會會於氣衝而陽明爲長皆屬於帶脈而絡於督脈侠一作夾齊上行至胸中而散一本有也字

按氣衝骨空論作氣街即氣衝別名也竝足陽明之經素問骨空論作竝少陰之經靈順逆肥瘦論云衝脈者五藏六府之海也五藏六府皆稟焉其上者出於頏顙滲諸陽灌諸精其下者注少陰之大絡出於氣街雖陽明與少陰經文互異然兩經不甚相遠皆衝脈所過義無害也又靈五音五味篇衝脈任脈皆起於胞中上循背裏爲經絡之海

帶脈者起於季脇季脇屬足厥陰章門穴之分迴身一周謂周身圍轉如人束帶之狀以束諸脈也

靈經別篇足少陰之正至膕中別走太陽而合上至腎當十四椎出屬帶脈○又按帶脈穴在季脇下一寸八分屬足少陽膽經

陽蹻脈者起於跟中循外踝上行外踝大骨下申脈穴○按素繆刺論邪客於足陽蹻之脈令人目痛從內眥始刺外踝之下半寸所即此穴也入風池風池在耳後寸半屬膽經陰蹻脈者亦起於跟中循內

踝上行內踝骨下照海穴至咽喉交貫衝脈衝脈亦至咽喉也靈樞脈度篇云蹻脈者少陰之別起於然骨之後上內踝之上直上循陰股入陰上循胸裏入缺盆上出人迎之前入頄屬目內眥合於太陽陽蹻而上行氣并相還則爲濡目氣不營則目不合又云蹻脈有陰陽何脈當其數岐伯曰男子數其陽女子數其陰當數者爲經其不當數者爲絡也陽維陰維者維絡於身溢畜不能環流灌溢諸經者也此二句未詳滑氏本義謂當在十二經亦不能拘之之下○按維絡於身之下必有缺文後人誤以此二句移入此處故難通也故陽維起於諸陽會也陰維起於諸陰交也按二維之脈經無明文其起止蓋不可考比於聖人圖設溝渠溝渠滿溢流於深湖故聖人不能拘通也而人脈隆盛入於八脈而不還周不還周言不復歸於十二經也故十二經亦不能拘之此段即上章之義其受邪氣畜則腫熱言邪氣入於其中則鬱滯不通而爲腫爲熱砭射之也此言治之之法蓋奇經之

脈不能還周故邪氣無從而出惟用砭石以射之則邪氣因血以泄病乃已也

二十九難曰奇經之爲病何如然陽維維於陽陽陽經身之表也陰維維於陰陰陰經身之裏也陰陽不能自相維則悵然失志溶溶不能自收持溶溶浮蕩之貌陽維爲病苦寒熱陽主外陽氣不和故生寒熱也陰維爲病苦心痛陰主内心爲少陰陰氣不和故心痛也○按素問刺腰痛論曰陽維之脈令人腰痛痛上怫然腫刺陽維之脈脈與太陽合腨下間去地一尺所飛陽之脈令人腰痛痛上拂拂然甚則悲以恐刺飛陽之脈在内踝上五寸少陰之前與陰維之會陰蹻爲病陽緩而陰急言陽脈弛緩而陰脈結急也陽蹻爲病陰緩而陽急言陰脈弛緩而陽脈結急也蓋蹻者蹻捷之義故其受病則脈絞急也○按素問繆刺論曰邪客於足陽蹻之脈令人目痛從内眥始刺外踝之下半寸所靈熱病篇曰目中赤痛從内眥始取之陰蹻又寒熱病篇曰足太陽有通項入於腦者正屬目本名曰眼系頭目痛取之在項中兩筋間入腦乃別陰蹻陽蹻陰陽相交陽入陰

陰出陽交於目銳眥陽氣甚則瞋目陰氣甚則瞑目以上諸證皆蹻脈所過之地也觀前篇論蹻脈起止之法自明衝之爲病氣逆而裏急衝脈從氣衝至胸中故其爲病氣逆而裏急也○按素問舉痛論曰寒氣客於衝脈衝脈起於關元隨腹直上寒氣客則脈不通脈不通則氣因之故喘動應手即此意也督之爲病脊强而厥督脈行背故脊强而厥厥亦逆也任之爲病其內苦結結堅結凝滯也任脈起胞門行腹故爲內結男子爲七疝七疝者一厥二盤三寒四癥五附六脈七氣或云寒水筋血氣狐㿗也女子爲瘕聚瘕者假物成形聚者凝聚不散也蓋男陽屬氣女陰屬血故病亦殊也素問骨空論任脈爲病男子內結七疝女子帶下瘕聚衝脈爲病逆氣裏急督脈爲病脊强反折與此正同帶之爲病腹滿腰溶溶若坐水中帶脈二穴主治腰腹之疾溶溶如坐水中寬慢不收而畏寒也此奇經八脈之爲病也

按此章以上皆論脈法起止及診候之要

難經經釋卷上終

難經經釋卷下

盧國秦越人扁鵲著　吳江後學徐大椿靈胎釋

三十難曰：營氣之行，常與衛氣相隨不？相隨，言相合而並行也。然：經言人受氣於穀，穀入於胃，乃傳於一作與五藏六府，五藏六府皆受於氣，言受穀氣。其清者爲營，濁者爲衛，營行脈中，衛行脈外，營主血，故在脈之中；衛主氣，故在脈之外。素問痺論云：營者，水穀之精氣也，和調於五藏，灑陳於六府，乃能入於脈也。衛者，水穀之悍氣也，其氣慓疾滑利，不能入於脈也。營周不息，五十而復大會，五十謂五十營也，詳見第一難中。陰陽相貫，如環之無端，故知營衛相隨也。

按：此段即靈樞營衛生會篇中語。經文穀入於胃句下有以傳於肺四字，下文云五藏六府皆以受氣，義尤明白。今刪去四字，則胃何以便入於五藏

六府此處關係最大豈可少此一語致乖藏府傳道之法

三十一難曰三焦者何稟何生稟受也何始何終言其經之起止也其治常在何許可曉以不治猶縣治之治其所居之地也然三焦者水穀之道路氣之所終始也此總釋三焦之義言其所稟所生在水穀而其所始所終在氣也上焦者在心下下膈膈隔也心下有膜遮隔濁氣謂之膈在胃上口主內而不出內謂納水穀也其治在膻中玉堂下一寸六分直兩乳間陷者是膻中穴屬任脈下句是指膻中之所在言在玉堂穴下一寸六分直當也中焦者在胃中脘中脘穴亦屬任脈不上不下主腐熟水穀其治在臍傍臍傍天樞穴也屬胃脈下焦者一本有在臍下三字當膀胱上口膀胱上口關門也主分別清濁清者入於膀胱而爲溺濁者入於大腸而爲滓穢主出而不內以

傳道也其治在臍下一寸（臍下一寸名陽交穴屬任脈）故名曰三焦其府在氣街（府猶舍也藏聚之義言其氣藏聚於此也滑氏本義以此句爲錯簡非○按素骨空論衝脈起於氣街注云足陽明經穴在毛際兩旁是也靈樞營衞生會篇云上焦出於胃上口並咽以上貫膈而布胸中走腋循太陰之分而行還至陽明上至舌下足陽明常與營俱行於陽二十五度行陰亦二十五度一周也故五十度而復會於手太陰矣中焦亦並胃中出上焦之後此所受氣者泌糟粕蒸津液化其精微上注於肺脈乃化而爲血以奉生身莫貴於此故獨得行於經隧命曰營氣下焦者別迴腸注於膀胱而滲入焉故水穀者常并居於胃中成糟粕而俱下於大腸而成下焦滲而俱下濟泌別汁循下焦而滲入膀胱焉又曰營出於中焦衞出於下焦素問靈蘭秘典論云三焦者決瀆之官水道出焉觀此數條義更明備）

三十二難曰五藏俱等而心肺獨在鬲（鬲一作膈下同）上者何也（在鬲上言其位獨高處於胸鬲之上也）然心者血肺者氣血爲營氣爲衞（素問五藏生成論云諸血者皆屬於心諸氣者皆屬於肺并營行脈中故血爲營衞行脈外故氣爲衞）相隨上下謂之營衞（上下謂五十息周於

難經正義　卷一下　十一

身也說見第一難中 通行經絡營周於外（通行經絡言十二經無所不通而周行於藏府之外也）故令心肺獨在鬲上也（營衛爲一身之統攝而心肺主之故獨居鬲上以宰之也）

三十三難曰肝青象木肺白象金肝得水而沉木得水而浮肺得水而浮金得水而沉其意何也（肝居肺下故曰得水而沉肺居肝上故曰得水而浮言肝既屬木則當浮而反沉肺既屬金則當沉而反浮與金木之本體不類故設問也）然肝者非爲純木也乙角也（木屬陽乙爲陰木志在從金故曰非純角於五音亦屬木）庚之柔（庚爲陽金乙與庚合剛柔相配則乙之剛爲庚庚之柔爲乙也）大言陰與陽小言夫與婦（大而言之即天地之陰陽小而言之即人倫之夫婦其理一也）釋其微陽而吸其微陰之氣其意樂金（婦有從夫之義乙爲陰木故曰微陽樂金謂樂從乎金也）又行陰道多（肝屬足厥陰經位乎鬲下故曰行陰道多）故令肝得水而沉也（得水而沉言得其滋養與

下文得熱正相反又金性本沉亦有從夫之義肺者非爲純金也辛商也金屬陰辛爲陰金志在從火故曰非純商於五音亦屬金丙之柔丙與辛合大言陰與陽小言夫與婦釋其微陰辛爲陰金故曰微陰婚而就火婚猶婚嫁之婚言嫁於火也其意樂火又行陽道多肺屬手太陰經位乎高上故曰行陽道多故令一本無令字肺得水而浮也火性本浮亦從乎夫也肺熱而復沉肝熱而復浮者何也肺氣熱則清氣下墜肝氣熱則相火上升故知辛當歸庚乙當歸甲也肝得熱則微陰不足以相吸肺得熱則亢陽適見其可畏則陰木與陽木陰金與陽金自爲配偶而復其本體浮沉之性也

三十四難曰五藏各有聲色臭味皆可曉知以不然十變言肝色青此亦本五行而言也青者木之色也十變未詳其臭臊木之氣也其味酸木之味也其聲呼呼引而長亦木之象也其液泣肝竅於目故爲泣心色赤火之色也其臭焦火之氣也

其味苦（火之味也）其聲言（言散而揚爲火之象○按素陰陽應象大論作在聲爲笑）其液汗（汗者血之標心主血故爲汗）脾色黃（土之色也）其臭香（土之氣也）其味甘（土之味也）其聲歌（歌緩而敦爲土之象）其液涎（脾竅於口故爲涎）肺色白（金之色也）其臭腥（金之氣也）其味辛（金之味也）其聲哭（哭悲而激爲金之象）其液涕（肺竅於鼻故爲涕）腎色黑（水之色也）其臭腐（水之氣也）其味鹹（水之味也）其聲呻（呻沉而咽爲水之象）其液唾（腎竅於舌下故爲唾）是五藏聲色臭味也

按發難言聲色臭味而答詞增出其液一條即爲贅語若靈九針篇素宣明五氣論有五并五惡五禁五主等語又俱遺去既無發明而問答又不相應何也○又按五藏之聲靈九針篇素宣明五氣論俱云心噫肺欬肝語脾吞腎欠而此則爲呼言歌哭呻則本之素陰陽應象大論蓋彼以病之所發言此以情之所發言其理一也讀經者皆當推測其義如此則無不貫矣

五藏有七神各何所藏耶然五藏藏七神者脾與腎兼兩神也見下文藏者人之神氣所舍藏也故肝藏魂肝屬陽魂亦屬陽靈本神篇云隨神往來者謂之魂謂知覺之靈處也肺藏魄肺屬陰魄亦屬陰本神篇云竝精而出入者謂之魄謂運動之能處也心藏神本神篇云兩精相搏謂之神謂陰陽合體之妙機也素靈蘭秘典論云心者君主之官神明出焉脾藏意與智本神篇云心有所憶謂之意因慮而處物謂之智蓋脾主思故也素刺法篇云脾爲諫議之官智周出焉腎藏精與志也本神篇云初生之來謂之精意之所存謂之志素靈蘭秘典論云腎者作强之官伎巧出焉

按靈九鍼篇心藏神肺藏魄肝藏魂脾藏意腎藏精與志也素調經論云心藏神肺藏氣肝藏血脾藏肉腎藏志而此成形與此頗異若七神二字經文無見答語既無所發明至以腎之精亦謂之神恐未安

三十五難曰五藏各有所府皆相近而心肺獨去大腸小

腸遠者何謂也肝之府膽脾之府胃腎之府膀胱其位皆相近心之府小腸肺之府大腸皆相遠也然經言心營肺衛血爲營心主血故營屬心氣爲衛肺主氣故衛屬肺通行陽氣陽氣即營衛之氣靈樞營衛生會篇云行陽二十五度行陰二十五度是也故居在上謂其位最高大腸小腸傳陰氣而下陰氣濁氣也謂穢滓所歸也故居在下謂其位至下所以相去而遠也所司不同所以經雖相合而位則相遠也又諸府皆陽也清淨之處今大腸小腸胃與膀胱皆受不淨其意何也謂陽宜清淨而反受穢濁獨不及膽者膽無施受故也然諸府者謂是非也言諸府雖屬陽而非皆清淨之處也經言小腸者受盛之府也素靈蘭秘典論小腸者受盛之官化物出焉言受胃之物化其渣滓也大腸者傳瀉行道之府也素大腸者傳道之官變化出焉膽者清淨之府也素膽者中正之官決斷出焉蓋膽無受無瀉助肝以決謀慮而已所以謂之清淨之府也胃者水穀之府

也素脾胃者倉廩之官五味出焉膀胱者津液之府也素膀胱者州都之官津液藏焉此五藏之府也一府猶無兩名故知非也言諸府各有名如上文所云皆實指其受穢濁者也惟膽名爲清淨故不受穢濁若餘府亦名清淨則有兩名矣

按此又與問意不準對者問謂陽宜清淨何以反受不淨非謂其名何以不稱清淨也今止約舉經文以明其不清淨之實與諸府屬陽之義仍未分曉當云藏府之分陰陽不以清濁言而以動靜內外言故陰反清而陽反濁如此則其義曉然矣

小腸者心之府大腸者肺之府膽者肝之府胃者脾之府膀胱者腎之府靈本輸篇云肺合大腸心合小腸肝合膽脾合胃腎合膀胱此之謂也小腸謂赤腸大腸謂白腸膽者謂青腸胃者謂黃腸膀胱者謂黑腸此以五行之色名其腸以爲配五藏之徵也蓋皆名爲腸則俱受穢濁所以明不淨之故也下焦之一本無之字所治也靈營

衛生會篇云水穀者常并居於胃中成糟粕而俱下於大腸而成下焦滲而俱下濟泌別汁循下焦而滲入膀胱焉故五府皆下焦之氣所治也

三十六難曰藏各有一耳腎獨有兩者何也兩謂左右各一也然腎兩者非皆腎也謂一為腎一則非腎也其左者為腎右者為命門命門者諸神精之所舍舍藏也言一身之精神皆藏於此也原氣之所繫也原氣即元氣言根柢乎此也男子以藏精女子以繫胞精施化之具胞受孕之處此乃性命之原先天之所由立故曰命門也故知腎有一也其一為命門而非腎則腎止有一耳

按靈素竝無右腎為命門之說惟靈根結篇云太陽根於至陰結於命門命門者目也靈衛氣篇亦云命門者目也素陰陽離合論云太陽根於至陰結於命門名曰陰中之陽經文所云止此又靈大惑論云五藏六府之精氣皆上注於目而為之精此目之所以稱命門之義也若腎之有兩則皆名為腎不得名為命門蓋腎為北藏其數偶故北方玄武亦有龜蛇二物龜為陰中之陰蛇為陰中之陽即是道也但右主腎中之火左主腎中

之水各有所司耳若命門之說則黄庭經所謂後有幽闕前命門意頗相近而注家又以命門爲臍則其說亦不足引據愚謂命門之義惟衝脈之根柢足以當之素舉痛論云衝脈起於關元關元穴在臍下三寸靈逆順肌瘦論云衝脈者五藏六府之海其下者注少陰之大絡出於氣街海論又以衝脈爲血海此其位適當兩腎之中亦可稱爲命之門具氣雖與腎通然不得以右腎當之也

三十七難曰五藏之氣於何發起通於何許發起言其本之所出通言其氣之所注也可曉以不然五藏者當上關於九竅也竅皆在上故曰上關謂其氣與九竅通也故肺氣通於鼻鼻和則知香臭矣肝氣通於目目和則知黑白矣脾氣通於口口和則知穀味矣心氣通於舌舌和則知五味矣舌主辨味故和則能知五味口主納穀故和則能辨五穀腎氣通於耳耳和則知五音矣

按此段乃靈脈度篇全文止易數字而病百出矣經云五藏常內閱於上七竅也謂鼻二竅目二竅耳二竅口與舌雖分而實合爲一竅共爲七竅若九竅則當合二陰竅爲言蓋腎又通於二陰也今除二陰而曰九竅即口與舌分爲二竅亦止八竅不得名九竅也○又鼻和目和五項經作肺和肝和蓋藏氣和則七竅應以見上關之故若云鼻和目和則七竅豈能自和此又與發問之意不相顧矣

五藏不和則九竅不通不通謂氣不得上達而失其官也六府不和則留結爲癰五藏神氣之所舍故不和則止九竅不通而已六府則血氣滓穢之所出入故不和則有形之物積聚而爲癰也邪在六府則陽脈不和陽脈手足三陽之脈也陽脈不和則氣留之氣留之則陽脈盛矣氣屬陽故也邪在五藏則陰脈不和陰脈不和則血留之血留之則陰脈盛矣血屬陰故也不和者其邪在內盛則脈之見乎外者也

按此段亦靈脈度篇原文但經文陽脈盛陰脈盛二脈字作氣字此處易作脈字本素問六節藏象論篇人迎一盛病在少陽二盛病在太陽三盛

病在陽明四盛以上爲格陽寸口一盛病在厥陰二盛病在少陰三盛病在太陰四盛以上爲關陰人迎與寸口俱盛四倍以上爲關格諸語并合成文亦頗簡到

陰氣太盛則陽氣不得相營也故曰格陽氣太盛則陰氣不得相營也故曰關陰陽俱盛不得相營也故曰關格營和澤也關者閉絕之義格者捍拒之義關格者不得盡其命而死矣言陰陽之氣相聯雖元氣未盡亦必至死不能盡其天年也

按此篇自首至此皆靈樞脈度篇原文而止易數字既無發明又將關格二字陰陽倒置開千古之疑案不知傳寫之誤抑真越人之擅易經文也脈度篇曰陰氣太盛陽氣不能營故曰關陽氣太盛陰氣不能營故曰格素六節藏象篇曰人迎四盛以上爲格陽寸口四盛以上爲關陰靈樞終始篇又云人迎四盛且大且數名曰溢陽溢陽爲外格脈口四盛且大且數名曰溢陰溢陰爲內關經文鑿鑿並無以陰盛爲格陽盛爲關者而越人故

違之何也又仲景傷寒論云寸口脈浮而大浮爲虚大爲實在尺爲關在寸爲格尺亦屬陰寸亦屬陽此關格雖與經文微別然其配陰陽亦本內經此又一徵也

經言氣獨行於五藏不營於六府者何也然夫氣之所行也如水之流不得息也故陰脈營於五藏陽脈營於六府如環無端莫知其紀終而復始而不覆溢言不至過盛而溢於經脈之外也人氣內溫於藏府外濡於湊理濡潤也湊理肌膚毛孔分理湊合處也

按營衛通行藏府並無行藏不行府之說此段問答蓋引靈脈度篇文而又誤解其義者也經之原文云黃帝曰蹻脈安起安止何氣營水岐伯答曰蹻脈者少陰之別起於然骨之後上內踝之上直上循陰股入陰上循胸裏入缺盆上出人迎之前入頄屬目內眥合於太陽陽蹻而上行氣并相還則爲濡目氣不營則目不合黃帝曰氣獨行五藏不營六府何也岐伯答曰氣之不得無行也如水之流如日月之行不休故陰脈營其藏陽

脈營其府如環之無端莫知其紀終而復始其流溢之氣內溉藏府外濡腠理經文如此則所謂氣者指蹻脈之氣所謂行藏不營府者以岐伯專明陰蹻之所起止而不及陽蹻其所言皆陰經之道路故疑而發問也今除去蹻脈一段則所謂氣者何氣所謂行五藏不營六府又何所指也問答皆引經文全無發明已屬無謂又謬誤至此豈越人而疎漏如斯也○又末二句經文流溢之氣四字改作人氣二字更不分曉

三十八難曰藏唯有五府獨有六者何也然所謂府有六者謂三焦也有原氣之別焉即六十六難所謂原氣之別使也主持諸氣有名而無形其經屬手少陽此外府也言在諸府之外故曰外府○按靈本輸篇三焦者中瀆之府也水道出焉屬膀胱是孤之府也言其不附於藏故曰孤府即外府之義故言府有六焉按靈素之言三焦者不一皆歷歷言其文理厚薄與其出入貫布況既謂之府則明是藏畜泌瀉之具何得謂之無形但其周布上下包括藏府非若五府之形各自成體故不得定其象然謂之無形則不可也

三十九難曰：經言府有五藏有六者何也（經文無考）然六府者止有五府也（謂三焦不附於藏故不名爲府如上條所云也）五藏亦有六藏者謂腎有兩藏也其左爲腎右爲命門命門者謂（一本無謂字）精神之所舍也男子以藏精女子以繫胞其氣與腎通故言藏有六也（言命門氣雖通於腎而實則非腎故不得與腎同爲一藏也）府有五者何也然五藏各一府三焦亦是一府然不屬於五藏故言府有五焉（府者對藏而言既不附於藏則亦不名爲府也命門辨說詳見三十六難條下）

按上二條發難最爲緊要但答詞未盡合蓋三焦與心主爲表裏但心主爲心之宮城雖其經屬手厥陰實即心之外膜與心同體自不得別分爲一藏而三焦則決瀆水道自成一府不得以不偶於藏遂不以府名之故五藏六府不可損益其名也若欲出入其論則胞絡亦可與心分爲一藏

并命門爲七藏若胞絡亦指爲府則又可稱七府矣

四十難曰經言肝主色心主臭脾主味肺主聲腎主液按此五行經文無考鼻者肺之候而反知香臭耳者腎之候而反聞聲其意何也三十七難肝氣通於目則宜主色脾氣通於口則宜主味二者皆得其位獨鼻反受心之應耳反受肺之應爲失其位故以爲問

然肺者西方金也金生於巳巳者南方火火者心心主臭故令鼻知香臭腎者北方水也水生於申申者西方金金者肺肺主聲故令耳聞聲此以五行長生之法推之也木長生於亥火長生於寅金長生於巳水土長生於申以其相生故互相爲用也

按此條發問未知所本至四十九難則發揮甚詳義頗可觀而此處詮釋終屬支離蓋肝與心俱陽故能視能言從內出外肺與腎俱屬陰故能臭

能聽從外入内各有至義無容穿鑿也況既以相生之義爲解則肝木生於亥目何以不吐涎心火生於寅舌何以不能辨色脾土亦生於申口何以不能聞聲耶

四十一難曰肝獨有兩葉以何應也何應謂其義何所應也○按下條云肝有七葉葢於兩葉中細分之左則三岐右則四岐也

然肝者東方木也木者春也萬物一本有之字始生其尚幼小言物皆生於春其體皆幼肝應乎其時得萬物初生之體非謂春時肝始生也意無所親去太陰尚近離太陽不遠素金匱眞言論云陽中之陽心也陰中之陰腎也陰中之陽肝也腎水太陰爲肝之母心火太陽爲肝之子肝爲陰中之陽居腎之上心之下故云尚近不遠也無親謂不專屬也猶有兩心兩心或從乎陽或從乎陰也○按下文肝有七葉左三葉奇數從陽之義右四葉偶數從陰之義故令有兩葉亦應木葉也凡木之甲坼皆兩葉此乃村之木體故肝與之相應

四十二難曰：人腸胃長短受水穀多少各幾何？然：胃大一尺五寸，徑五寸，大言其四圍，徑言其口之廣。凡圓形者徑一則圍三，故圍大一尺五寸，則徑五寸也。下文倣此。長二尺六寸，横屈受水穀三斗五升，胃在腹中，其形盤曲而生，故曰横屈。其中常留穀二斗，水一斗五升。留者，存於中不使出也。出即胃虛，飢而思食，故一日必再食也。小腸大二寸半，徑八分分之少半，三八得二寸四分，餘一分亦三分之，故云少半，言不及半分也。長三丈二尺，受穀二斗四升，水六升三合合之大半，大半，半合有餘也。迴一作回腸大四寸，迴腸即大腸，以其迴曲，故曰迴腸。徑一寸半，按以圍三徑一之法約之，則大四寸者，徑當一寸三分分之少半，此云一寸半，疑誤。長二丈一尺，受穀一斗，水七升半。廣腸大八寸，廣腸，大腸以下至肛門，受穢滓之處俗名膗腸以其最廣故曰廣腸徑二寸半按此以圍三徑一之法約之則又不止二寸半當得二寸六分分之大半下文云徑二寸大半爲是此疑誤脫大字長二尺八寸受穀九升三合八分合之一按廣腸止云受穀而不及水義最精細蓋水穀入大腸之時已别泌精液入於膀胱惟糟粕傳入廣腸使從大便出故不云受水多少也此義諸家之所未及故腸胃凡長五丈八尺四寸總上文而計之也○按靈腸胃篇又有脣至胃口共長二尺四分合共長六丈四寸四分平人絕穀篇則除去脣至胃共長五丈八尺四寸正與此同合受水穀八斗七升六合八分合之一按總上受水穀之數靈平人絕穀篇云九斗一升一合合之大半乃爲合數而此數則與上文不符未知何故或傳寫之誤

此腸胃長短受水穀之數也肝重二斤四兩左三葉右四葉凡七葉主藏魂魂義見三十四難下同心重十二兩中有七孔三毛

孔竅也盛精汁三合謂孔中所藏之精血也主藏神脾重二斤三兩扁廣三寸扁廣謂形不正圓其闊三寸也長五寸有散膏半斤散膏津液之不凝者主裹血溫五藏主藏意裹血謂統之使不散也五藏皆稟氣於脾胃故受其氣以溫煖也肺重三斤三兩六葉兩耳凡八葉垂下為葉旁出為耳共成八葉也主藏魄腎有兩枚重一斤二兩主藏志兩枚即上文所謂左為腎右為命門者也

按前條以右為命門今曰腎有兩枚前後互異

膽在肝之短葉間重三兩三銖盛精汁三合上言五藏以下言六府胃重二斤十四兩一作一兩紆曲屈伸謂統計其屈曲處也長二尺六寸大一尺五寸徑五寸盛一作容穀二斗水一斗五升小腸重二斤十四

兩長三丈二尺廣二寸半徑八分分之少半左迴（一作回下同）疊積十六曲盛（一作容）穀二斗四升水六升三合合之大半大腸重三（一作二）斤十二兩長二丈一尺廣四寸徑一寸（按上云一寸半此少半字）當臍右迴疊積十六曲盛穀一斗水七升半（靈腸胃篇云迴腸當臍左環迴周葉積而下迴運環反十六曲大四寸徑一寸寸之少半上三條長短受盛與經又俱同）膀胱重九兩二銖縱廣九寸（膀胱亦不正圓故曰縱廣）盛溺九升九合（水從大腸滲入膀胱則為溺不與穀同居故不曰水而曰溺此越人精微處也）口廣二寸半脣至齒長九分齒已後至會厭（已後即以下也會厭吸門）深三寸半大容五合（謂口內可受五合也）舌重十兩長七寸廣二寸半咽門重十二兩（一作十兩○靈腸胃篇咽門重十兩）廣二寸半至胃長一尺

六寸咽門謂咽物之處即俗名食脘者也下通於胃喉嚨重十二兩廣二寸長一尺二寸九節喉嚨即出聲之處即俗名喉脘者也下通於肺九節有薄骨相連絡其節有九也肛門重十二兩大八寸徑二寸大半長二尺八寸受穀九升三合八分合之一肛門即廣腸此條長短受盛亦與上同　按靈腸胃篇及平人絕穀篇論腸胃大小長短與此不殊其論藏府輕重惟舌重十兩咽門重十兩靈腸胃篇有之餘皆不知所本至中間所論藏府受盛精汁等語則亦經文所無不知其別有所授歟抑兩經固有之而今殘缺也

四十三難曰人不食飲七日而死者何也然人胃中當有留穀二斗水一斗五升即上條所謂橫屈受水穀三斗五升也故平人日再至圊圊廁也一行二升半行水穀化糟粕行去也日中五升日中五升靈作一日中五升言一日之中共去

五升也七日五七三斗五升而水穀盡矣故平人不食飲七日而死者水穀津液俱盡即死矣津液由水穀而生水穀盡則津液亦亡矣

按此段與靈平人絶穀後半篇問答俱不易一字絶無發明又經文更有論腸胃虛實數語在此段之前最有精義今復遺去尤爲無識

四十四難曰七衝門何在衝者衝要之地也然脣爲飛門飛飛動之義齒爲户門齒有關鍵之象如家之有户物不得徑出入也會厭爲吸門會厭謂物之所會聚又能掩閉勿使物誤入吸吸納處也胃爲賁門賁猶奔也物入於胃疾奔而下太倉也太倉下口爲幽門靈脹論胃者太倉也以其聚物如倉廩故曰太倉下口接小腸處也幽深晦之地與上下出入處至遠也大腸小腸會爲闌門會者小腸之下大腸之上小腸爲受盛之官化物出焉納滓穢於大腸泌津液於膀胱水穀於此而分別焉故曰闌門謂闌截分別不得并出入也下極爲魄門極底也魄門即肛門也飲食至此精華已去止存形質故曰魄門即所謂鬼門也又肺藏魄肛門連大腸與肺爲表裏故曰魄門素五藏別論云魄門亦

爲五藏使水穀不得久藏按此條亦未知所本故曰七衝門也

四十五難曰經言八會者何也會聚也氣之所聚共八穴也然府會太倉太倉屬任脉即中脘穴在臍上四寸六府取稟於胃故爲府會藏會季脇季脇屬足厥陰即章門穴在大橫外直臍季肋端脾募也五藏皆稟於脾故爲藏會筋會陽陵泉陽陵泉屬足少陽足少陽之筋結膝外廉即此穴肝主筋而膽其合也故爲筋會髓會絕骨絕骨屬足少陽即懸鍾穴在外踝上四寸靈樞經脉篇論足少陽之脉云是主骨蓋諸髓皆屬於骨故爲髓會血會膈俞膈俞屬足太陽在項後第七椎下去脊傍一寸半在中焦之分化精微而爲血之地也故爲血會骨會大杼大杼屬足太陽在項後第一椎下去脊旁一寸半靈樞海論云衝脈爲十二經之海其輸在於大杼動輸篇云衝脈與腎之大絡起於腎下蓋腎主骨膀胱與腎合故爲骨會脈會太淵太淵屬手太陰在掌後陷中即寸口也肺朝百脈故爲脈會義詳第一難中氣會三焦外一筋直

兩乳内也三焦外謂在焦膜之外兩乳内謂兩乳之中任脈之所過即膻中穴也靈樞經脈篇手少陽之脈是主氣又海論篇云膻中者爲氣之海故爲氣會熱病在内者取其會之氣穴也熱病在内則邪氣已深不可淺治故必從其氣所會聚之處攻取其邪乃能已疾也其會謂各視其病之所在審取其所當治之會也

按八會於經無所見然其義確有所據此必古經之語今無所考也

四十六難曰老人臥而不寐少壯寐而不寤者何也寐曰瞑而神藏也寤說文云覺而有信也蓋寢而心有所億不能成寐也然經言少壯者血氣盛肌肉滑滑澤也氣道通營衛之行不失於常靈樞營衛生會篇營衛行陽二十五度行陰亦二十五度平旦而陽受氣日入而陰受氣如是無已此之謂也故晝日精精精爽不倦也夜不寤也老人血氣衰肌肉不滑營衛之道濇濇謂不利順也故晝不能精夜不寐也故知老

人不得寐也

按此章之失更多難經本以釋經乃凡問答即鈔録靈樞營衛生會篇語而改易數字便多語病經云黃帝問曰老人之不夜瞑者少壯之人不晝瞑者何氣使然問詞何等簡括言不晝瞑則晝之精與夜之安寐俱在其內今改寐而不寤似不分晝夜語便糊塗又營衛之道濇句經文作氣道濇其營氣衰少而衛氣內伐蓋營氣少則血不充而神不能藏衛氣內伐則氣不盛而力易倦故晝不精夜不寐今改作營衛之道濇便不分曉既無發明又不能體察經義每易一字必多謬失此所不解也

四十七難曰人面獨能耐寒者何也然人頭者諸陽之會也諸陽謂六陽經之脈也諸陰脈皆至頸胸中而還獨諸陽脈皆上至頭耳靈逆順肥瘦論云手之三陰從藏走手手之三陽從手走頭足之三陽從頭走足足之三陰從足走腹此之謂也故令面耐寒也

按此章問答亦本靈邪氣藏府病形論經文云十二經脈三百六十五絡其血氣皆上於面而走空竅又云其皮又厚其肉堅故天熱甚寒不能勝之也此改作諸陽經之氣皆上於頭蓋本逆順肥瘦論篇義移作此處注解理極明當此等處實與經文異致而同歸也

按自三十難至此皆論營衛藏府形質體用之理

四十八難曰人有三虚三實何謂也然有脈之虚實有病之虚實有診之虚實也診候也證也脈之虚實者濡者爲虚濡柔弱耎滯也傷寒論云諸濡亡血又云濡則衛氣微可見濡爲氣血兩虚之候緊牢者爲實弦勁曰緊堅實曰牢素平人氣象論脈盛而緊曰脹傷寒論云趺陽脈緊者脾氣强又云寒則堅牢可見緊牢爲邪氣實之候脈不止此二種擧此以類推也病之虚實者出者爲虚出謂精氣外耗如汗吐瀉之類凡從內出者皆是入者爲實入謂邪氣內結如能食便閉感受風寒之類凡從外入者皆是言者爲虚不言者爲實言多言也病氣內乏神氣自清故惺惺能言也不言不能言也邪氣

外攻昏亂神智也言不言亦即上出入之義　緩者爲虛急者爲實緩病來遲也正氣奪而邪氣微則病漸深急病來驟也正氣未漓而邪氣盛則病疾速也　診之虛實者濡者爲虛牢者爲實診脈經引此條無此二句疑因上文而重出也　癢者爲虛痛者爲實血氣少而肌肉不能充則癢邪氣聚而營衛不得和則痛　外痛內快爲外實內虛內痛外快爲內實外虛此則須按而候之也凡虛者喜按實者不可着手故按之而痛處爲實快處爲虛也　故曰虛實也

四十九難曰有正經自病有五邪所傷何以別之正經本經也五邪謂五藏之邪互相賊也詳下文　然憂愁思慮則傷心思慮出於心故過用則受傷　形寒飲冷則傷肺肺藏本寒故外受風寒內飲冷水則受傷也　恚怒氣逆上而不下則傷肝肝在志爲怒恚怒則木氣鬱而上衝故受傷也　飲食勞倦則傷脾脾爲倉廩之官主納飲食四肢皆屬於脾勞倦必由四肢故過

用則脾受傷也久坐濕地強力入水則傷腎濕傷於下故濕先歸腎又腎爲作強之官水又腎之類故強力入水則腎受傷是正經一本有之字自病也何謂五邪然有中風肝爲風木故風先入肝有傷暑心爲君火暑火之氣也故心受之有飲食勞倦此言脾之受邪也義見上有傷寒此言肺之受邪也義見上有中濕此言腎之受邪也義見上此之謂五邪

按上二段分自病五邪甚無別白飲食勞倦傷寒中濕三項即上段語則自病即五邪五邪即自病也豈不混杳甚上段即靈邪氣藏府病形篇及素本病論原文止易數字但靈素並不分自病與五邪故心肝二藏則以憂愁恚怒言餘則皆以六淫之邪言各舉所重此又一義也若欲分別則內經自有妙義可尋素陰陽應象大論云怒傷肝喜傷心思傷脾憂傷肺恐傷腎此眞本經自病之證若外感則靈九鍼篇云肝惡風心惡熱肺惡寒腎惡燥脾惡濕此皆外邪所傷之證豈不鑿鑿可據乃旣欲分別而仍只一端不特義例不明亦且詞意不順作書者豈前日未之思耶抑求而不得其義也

假令心病何以知中風得之言心得中風之病也下倣此然其色當赤何
以言之肝主色見四十難下同自入爲青自入肝中風也素陰陽應象大論肝在色爲蒼入心爲
赤心中風也素心在色爲赤入脾爲黄脾中風也素脾在色爲黄入肺爲白肺中風也素肺在色爲白入
腎爲黑腎中風也素腎在色爲黑肝爲心邪風入於心而爲邪也故知當赤色也一本無也字
其病身熱凡外感之邪先傷營衛故身皆熱又心屬火熱爲火邪之象也下同脇下滿痛脇下肝所居之位其
脈浮大而弦浮大心脈本象弦則肝脈之象也○按自此以下五段乃舉心之受五邪爲言餘四藏可類推也何以知
傷暑得之然當惡臭按臭字上以下文推之當有焦字何以言之心主臭自入
爲焦臭自入心傷暑也焦火之氣心屬火也素金匱眞言論心其臭焦入脾爲香臭脾傷暑也香土之氣素脾其臭香
入肝爲臊臭肝傷暑也臊木之氣素肝其臭臊入腎爲腐臭腎傷暑也腐水之氣素腎其臭腐入肺

爲腥臭肺傷暑也腥金之氣素肺其臭腥故知心病傷暑得之當惡臭其病身熱而煩煩煩燥也火鬱而昏亂也心痛邪在心則痛其脈浮大而散浮大心之本脈散則浮大而空虛無神心之病脈也何以知飲食勞倦得之然當喜味苦也虛爲不欲食實爲欲食虛則脾氣不能化穀實則尚能化穀故有能食不能食之分蓋風寒暑濕其氣不殊故無虛實之辨若飲食勞倦病因各殊故越人著此二語義最精細何以言之脾主味入肝爲酸肝受飲食勞倦之病也素陰陽應象大論肝在味爲酸入心爲苦心受飲食勞倦之病也素心在味爲苦入肺爲辛肺受飲食勞倦之病也素肺在味爲辛入腎爲鹹腎受飲食勞倦之病也素腎在味爲鹹自入爲甘脾受飲食勞倦之病也素脾在味爲甘故知脾邪入心爲喜味苦也其病身熱而體重嗜臥四肢不收嗜臥倦臥也脾主肌肉及四肢故也其脈浮大而緩浮大心之本脈緩脾之脈象也何以知傷寒得

之然當譫言妄語譫狂悖多言也何以言之肺主聲入肝爲呼肝傷寒也素陰陽應象大論肝在聲爲呼入心爲言心傷寒也○按素心在聲爲笑靈九針論則云肝主語與此俱別入脾爲歌脾傷寒也素脾在聲爲歌入腎爲呻腎傷寒也素腎在聲爲呻自入爲哭肺傷寒也素肺在聲爲哭故知肺邪入心爲譫言妄語也其病身熱灑灑惡寒肺本寒藏又傷寒則惡寒也甚則喘咳肺氣上逆則喘而咳又靈九針論云肺主咳其脈浮大而濇浮大心之本脈濇肺脈之象也何以知中濕得之然當喜汗出不可止何以言之腎主濕按四十難云腎主液液亦濕類也素逆調論腎者水藏主津液入肝爲泣肝中濕也靈九針論云肝主泣入心爲汗心中濕也靈心主汗入脾爲涎脾中濕也靈脾主涎入肺爲涕肺中濕也靈肺主涕自入爲唾腎中濕也靈腎主唾故知腎邪入心爲汗出不可止也汗者人所常有惟不可止乃爲

腎邪入心也其病身熱小腹痛小腹腎之位足脛寒而逆足脛腎經所過之地故畏寒而逆冷濕性亦近寒也其脈沉濡而大沉腎脈之象濡濕氣之候大則心脈本象也獨不言浮者蓋沉則不浮也此五邪之法也大指謂肝病見於色心病見於臭脾病見於味肺病見於聲腎病見於液其脈以本藏之脈爲主而兼受邪之脈以此類推可也

按此以一經爲主病而以各證驗其所從來其義與十難診脈法同以一經爲例而餘則準此推廣使其無所不貫不特五藏互受五邪鑿然可聽凡百病現證皆當類測此正與兩經之所未發此義一開而診脈辨證之法至精至密眞足以繼先聖而開來學也

五十難曰病有虛邪有實邪有賊邪有微邪有正邪何以別之然從後來者爲虛邪此亦以五行之義推之也後謂生我者也邪挾生氣而來則雖進而易退故爲虛邪從前來者爲實邪前我生者也受我之氣者其力方旺還而相尅其勢必甚故爲實邪從所不勝來者爲賊邪所不勝尅我者也藏氣本已相制而邪氣挾其力而來殘削必甚故爲賊邪從所勝來者爲微

邪所勝我所剋也藏氣既受制於我則邪氣亦不能深入故爲微邪自病爲正邪自病本藏自感之邪也何以言之假令心病中風得之爲虛邪中風肝邪也得之謂因中風而心得病也肝生心所謂從後來者是也下倣此傷暑得之爲正邪傷暑自病也飲食勞倦得之爲實邪心生脾也傷寒得之爲微邪心剋肺也中濕得之爲賊邪腎剋心也

按此亦因前章五邪之病而辨其所受之輕重也專以心病言亦如前章舉其例而餘可類推也其義亦兩經之所無與前章俱爲獨創之論○按素問八正神明論云虛邪者八正之虛邪也正邪者身形用力汗出湊理開所中之風也其所謂虛邪即虛風乃太乙所居之宮從其衝後來者爲虛風也正風汗出毛孔開所受之風也其詳見靈九宮八風篇與此所云虛邪正邪各不同然襲其名而義自別亦無妨也

五十一難曰病有欲得溫者有欲得寒者有欲得見人者有不欲得見人者而各不同病在何藏府也然病欲得寒

而欲見人者病在府也病欲得溫而不欲見人者病在藏也何以言之府者陽也（素金匱眞言論云府者爲陽）陽病欲得寒又欲見人（陽病熱勝故喜寒而惡熱陽主動而散故欲見人）藏者陰也（素藏者爲陰）陰病欲得溫又欲閉戶獨處惡聞人聲（陰病寒勝故喜溫而惡寒陰主靜而藏故欲閉戶惡人也）故以別知藏府之病也

按素陽明脈解論陽明脈惡人與火此云欲見人意正相反何也蓋彼指陽明一經熱甚而煩悗者言此則統論凡爲藏府病之大槩乃陰陽之正義蓋經則舉其一端而此則言其全體義實無礙也

五十二難曰府藏發病根本等否（此指有形質之病如癥瘕之類故曰根本）然不等也其不等奈何然藏病者止而不移其病不離其處（藏病藏體

受傷或藏氣受病也五藏本無出納故病亦常居其所不移動也府病者彷彿賁嚮上下流行居處無常府病六府受病也彷彿無形質也賁嚮賁動有聲也忽上忽下而無定位蓋六府寫而不藏氣無常定故其病體亦如此故以此知藏府根本不同也

五十三難曰經言七傳者死間傳者生何謂也七傳依相尅之序歷遍七藏也間傳依相尅之序中間間一他藏也然七傳者傳其所勝也所勝所尅之藏也間藏者傳其子也子所生也何以言之假令心病傳肺肺傳肝肝傳脾脾傳腎腎傳心以上皆傳所勝之藏一藏不再傷故言七傳者死也再傷謂肺復受心病之傳也七傳謂心病復傳至心巳歷六藏至肺共七藏也間傳者傳其所生也一本無此三句假令心病傳脾心欲傳肺而脾者肝之母心之子中間間此一藏則不傳所尅也脾傳肺肺傳腎腎傳

肝肝傳心是子母相傳（謂母病傳其子也）周（一作竟）而復始如環無端（心又傳脾仍爲相生之藏也）故曰（一作言）生也

按七傳間傳經文無考素玉機眞藏論云五藏受氣於其所生傳之於其所勝氣舍於其所生死於其所不勝病之且死必先傳行至其所不勝病乃死此言氣之逆行也故死下文釋之云肝受氣於心傳之於脾氣舍於腎至肺而死所謂死於所不勝之義乃以所病之藏傳至所不勝之藏而死非此處七傳間傳之說其所謂受氣於所生即五十難所云從前來者爲實邪也又素標本病傳及靈病傳論皆以傳所勝之藏如心傳肺肺傳肝爲死證然二三藏即死亦無傳遍五藏至七傳而後死之說至於間傳之說素標本病傳篇云間一藏止及至三四藏者乃可刺也其所稱間藏之義經文亦以相剋之序爲傳若傳至第二傳則間所剋之藏爲生我之藏三傳則爲我生之藏四傳則爲剋我之藏皆間此一藏或三四藏而病止不復傳乃可刺之也與間傳亦微别

五十四難曰藏病難治府病易治何謂也然藏病所以難

治者傳其所勝也府病易治者傳其子也與七傳間藏同法也

按此段不特與經不符即與前篇亦相矛盾靈病傳篇有肝傳脾脾傳胃胃傳腎腎傳膀胱等語是藏府亦有互相傳者前節云脾傳肺肺傳腎是藏亦有傳子者今乃云藏病傳所勝府病傳子其義安在蓋藏病深而府病淺以此分難易最為明確否則俱屬支離也

五十五難曰病有積有聚何以別之然積者陰氣也聚者陽氣也陰邪積而成積陽邪聚而成聚也故陰沉而伏陽浮而動此言積聚之象也沉伏陰之體浮動陽之體氣之所積名曰積氣之所聚名曰聚此明積聚之所由名也積者積漸而成聚者凝滯未散積則有物聚則無形也故積者五藏所生聚者六府所成也此又明積聚之所由生也藏屬陰故陰氣積於內而成積府屬陽故陽氣聚於外而成聚各從其類也積者陰氣也其始一本無始字發

有常處（位也有定）其痛不離其部（其部積所起之地也）上下有所終始左右有所窮處（言其形之長短大小可循按也）聚者陽氣也其始發無根本（無定位也）上下無所留止（無定形也）其痛無常處（其痛亦無定在也）故以是別知積聚也

按此節積聚二字剖晰最爲明曉然當合五十二難共成一條不必分作兩章也

五十六難曰五藏之積各有名乎以何月何日得之然肝之積名曰肥氣（其氣肥盛也）在左脇下如覆杯（左脇肝之位覆杯本大末小肝木之象也）有頭足（頭足一本二末小形歧出也）久不愈令人發欬逆痎瘧（欬逆肝氣上沖於肺乘所勝也痎瘧間日而發爲痎連日發爲瘧肝之病狀也）連歲不已（言病入深而無已時也）以季夏戊己日得之

季夏時令屬土戊己日干屬土也下倣此何以言之肺病傳肝所謂藏病傳其所勝也下倣此肝當傳脾脾季夏適王脾當時之旺令也王者不受邪言邪不能傷肝復欲還肺肺不肯受肝下又不能勝肺金也下倣此故留結爲積邪氣結聚於肝也故知肥氣以季夏戊己日得之心之積名曰伏梁横亘如屋梁而伏處也起齊上大如臂上至心下臍上至心下皆心之分也久不愈令人煩心煩心火鬱之狀也以秋庚辛日得之何以言之腎病傳心心當傳肺肺以一本無以字秋適王王者不受邪心欲復還腎腎不肯受故留結爲積故知伏梁以秋庚辛日得之

按靈經筋篇手少陰之筋其病内急心承伏梁其成伏梁唾血膿者死不治觀此數語亦指爲心之病但不明言其狀素腹中論云病有少腹盛上

下左右皆有根病名曰伏梁裹大膿血居腸胃之外不可治治之每切按之至死此下則因隂必下膿血上則廹胃脘生鬲俠胃脘內癰此久病也難治居臍上為逆居臍下為從又曰人有身體髀股䯒皆腫環臍而痛病名伏梁此風根也其氣溢於大腸而著於肓肓之原在臍下故環臍而痛也不可動之動之為水溺濇之病觀此則伏梁又不屬心乃大癰腫如腸胃癰之類其曰風根則風毒所結又不必以秋日得之越人所指與此殆同名而異病也

脾之積名曰痞氣痞否塞不通也在胃脘覆大如盤胃脘中焦之地脾之分也久不愈令人四肢不收脾主四肢不收邪氣聚而正氣不運也發黃疸黃病皮膚爪目皆黃色濕熱病也脾有積滯則色徵於外也素問平人氣象論溺黃赤安臥者曰黃疸又曰目黃者曰黃疸飲食不為肌膚脾主肌肉不能布其津液則不為肌膚也以冬壬癸日得之何以言之肝病傳脾脾當傳腎腎以冬適王王者不受邪脾復欲還肝肝不肯受故留結為積

故知痞氣以冬壬癸日得之肺之積名曰息賁息賁氣息奔迫也在右脇下肺之位也覆大如杯久不已令人灑淅寒熱肺主皮毛故皮膚灑淅寒熱也喘咳肺之病發肺壅壅臃腫脹悶肺主氣故也以春甲乙日得之何以言之心病傳肺肺當傳肝肝以春適王王者不受邪肺復欲還心心不肯受故留結爲積故知息賁以春甲乙日得之

按靈經筋篇手太陰之筋其病當所過者支轉筋痛甚成息賁脇急吐血則亦以息賁爲肺之病也又云手心主之筋其病當所過者支轉筋前及胸痛息賁則又以息賁屬包絡之病素陰陽別論云二陽之病發心脾有不得隱曲女子不月其傳爲風消其傳爲息賁死不治是亦以息賁爲心病所傳與此心傳肺之義亦符合

腎之積名曰賁豚其狀如豚二賁突也發於少腹上至心下少腹腎之分至心下言上

則至心而止非謂其大至心也下文自明若豚狀言其躁動如豚也或上或下無時久不已令人喘逆腎氣上沖也素逆調論腎主臥與喘骨痿少氣腎主骨故骨痿下焦不能納氣故少氣以夏丙丁日得之何以言之脾病傳腎腎當傳心心以夏適王王者不受邪腎復欲還脾脾不肯受故留結為積故知賁豚以夏丙丁日得之此五積之要法也

按傷寒論太陽中篇云發汗後臍下悸者欲作奔豚又云燒針令其汗針處被寒核起而赤者必發奔豚此似卒然之病與此處與金匱要略云奔豚病從少腹起上衝咽喉發作欲死復還止皆從驚恐得之其說與此相近而其所載方內亦引傷寒論一條文則此病得之久而不已時發作者即為腎之積為難治因外感誤治而驟起者非腎之積為易治蓋病形同而病因異也○又按五藏之積受病各殊藏氣雖有衰旺然四時皆能成病此固不必拘泥但以時令生尅及病情傳變之理推之則當如此存之以備一說可也

五十七難曰：泄凡有幾，皆有名不？然：泄凡有五，其名不同。有胃泄，有脾泄，有大腸泄，有小腸泄，有大瘕泄，此五者之名也。名曰後重。此專指大瘕泄而言，蓋腎邪下結，氣墜不升故也。胃泄者，飲食不化，色黃。胃主納飲食，氣虛不能運則泄；黃，胃土之正色也。脾泄者，腹脹滿，泄注，脾主磨化飲食，不能化則脹滿泄注也。食即嘔吐逆。脾弱不能消穀，則反出也。大腸泄者，食已窘迫，腸虛氣不能攝，故胃氣方定，又即迫注於下，窘迫不及少待也。大便色白，大腸屬金，故色白。腸鳴切痛。氣不和順，故鳴而痛。小腸泄者，溲而便膿血，每遇小便則大便膿血亦隨而下，蓋其氣不相攝而直達於下，故前後相連屬，小便甚利而大便亦不禁也。又小腸屬火，與心爲表裏，心主血，故血亦受病而爲膿血也。少腹痛。小腸之氣下達膀胱，膀胱近少腹，故少腹痛也。大瘕泄者，大瘕，邪氣結於下成癥瘕而不散也。裏急後重，腸氣急迫，肛門重墜。數至圊而不能便。惟裏急故數至廁，惟後重故不能便，皆瘕

結不散之故也莖中痛大便氣不能達則邪氣移於小便故莖中痛此五泄之要法也

按此節分別病情明曉精當其小腸大瘕泄即後世所謂痢疾前三者則飧泄之類也

五十八難曰傷寒有幾其脉有變不一作否然傷寒有五有中風有傷寒有濕溫有熱病有溫病其所苦各不同傷寒統名也下五者傷寒之分證也

按王叔和編次仲景傷寒論略例云中而即病者名曰傷寒不即病者寒毒藏於肌膚至春變爲溫病至夏變爲暑病暑病者熱極重於溫也又第四篇先序痙濕暍三證痙則傷寒之變證暍即熱病濕即此篇所謂濕溫也又傷寒論大陽上篇亦首舉中風傷寒溫病證脉各異之法素熱病論云今夫熱病者皆傷寒之類也又云凡病傷寒而成溫者先夏至日爲病溫後夏至日爲病暑則此五者之病古人皆謂之傷寒與難經淵源一轍後世俗學不明其故遂至聚訟紛紜終無一是是可慨也其詳須細讀熱病論及傷寒論自知之

中風之脈陽浮而滑陰濡而弱〔陽陽經之脈陰陰經之脈浮滑陽脈之象風爲陽邪故浮滑在陽經也傷寒論云太陽之爲病脈浮又云浮則爲風靈邪氣藏府病形篇云滑者陽氣盛微有熱又素平人氣象論云脈滑曰病風陽盛則陰虛故陰脈濡而弱也〕濕溫之脈陽濡而弱陰小而急〔濕熱傷陰故陽脈則無氣而濡弱陰脈則邪盛而小急也○按此三句疑在傷寒之脈二句下〕傷寒之脈陰陽俱盛而緊濇〔寒邪中人營衛皆傷故陰陽俱盛緊者陰脈之象傷寒論云脈陰陽俱緊者名曰傷寒又云諸緊爲寒濇者血氣爲寒所凝不和利也靈邪氣藏府病形篇濇者多血少氣微有寒熱病〕之脈陰陽俱浮〔陽氣盛故脈俱浮金匱要略云浮脈則熱〕浮之而滑沉之散濇〔浮之謂浮取之沉之謂沉取之也滑則陽盛於外散濇則陰衰於內也〕溫病之脈行在諸經不知何經之動也各隨其經所在而取之〔言溫病所中之經不一病在何經則脈亦見於所中之經也○按溫病所現何脈越人無明文當以傷寒論補之論云風溫爲病脈陰陽俱浮是也至於溫病之變則叔和傷寒例有變爲溫瘧風溫溫毒溫疫等各詳脈證亦可參攷〕

傷寒有汗出而愈（汗出謂發其汗也）下之而死者有汗出而死下之而愈者何也然陽虛陰盛汗出而愈下之即死（滑氏本義引外臺語謂表病裏和爲陽虛陰盛邪在表宜發汗若反下之引邪入裏誅伐無過故死）陽盛陰虛汗出而死下之而愈（滑氏謂裏病表和爲陽盛陰虛邪入裏宜急下若反汗之兼虛其表故死）

按傷寒例亦有陽盛陰虛汗之則死下之則愈陽虛陰盛汗之則死下之則愈之文諸家釋之不一其說成無己注則以陽邪乘虛入府爲陽盛陰虛陰邪乘表虛客於營衛爲陽虛陰盛外臺秘要及劉河間傷寒直格俱以不病者爲盛病者爲虛活人書以內外俱熱爲陽盛陰虛內外俱寒爲陽虛陰盛惟王安道溯洄集則以寒邪在外爲陰盛可汗熱邪內熾爲陽盛可下此說最爲無弊若不病者爲實病者爲虛之說與表病裏和裏病表和之說相近但虛實二字其義終未安也

寒熱之病候之如何也（寒熱指惡寒惡熱者言候之言候其病在何處也）然皮寒熱者

寒熱在皮邪之中人最淺者也皮不可近席邪氣在皮不能著物也毛髮焦鼻槁一作稿下同不得汗肺主皮毛開竅於鼻故皮有邪則毛髮焦乾而鼻枯槁不澤也不得汗營衛不和也肌寒熱者皮之內則肌肉也皮膚痛肌肉之邪由皮膚而入故痛唇舌槁無汗脾主肌肉開竅於口故肌有邪則唇舌皆受病也骨寒熱者病無所安骨受邪則病最深故一身之中無所得安也汗注不休齒本槁痛腎主骨又主液齒爲骨之餘故骨病則骨液泄而爲汗齒枯槁而痛也

按此段不得與傷寒同列一難之中蓋寒熱之疾自是雜病不傳經之證故靈樞另列寒熱病爲篇目而詳其刺法其非上文傷寒之類可知不知越人以類而旁及之耶若即以爲傷寒之寒熱則大誤也

又按此即靈寒熱論篇原文而骨寒熱一條刪去數字義遂不備經文云骨寒熱者病無所安汗注不休齒未槁取其少陰於陰股之絡齒已槁死不治可見此證原有輕重之別今竟云齒本槁痛則骨寒熱止有死證而無生證矣此等乃生死關係大端豈可脫落疏漏若此

五十九難曰：狂癲之病，何以別之？然：狂疾一本無疾字之始發，始發未成之時也少臥而不飢，狂屬陽，陽氣盛不入於陰，故少臥；陽氣并於上，故不飢自高賢也，自辨智也，自倨貴一本作貴倨也，三者皆狂之意也妄笑好歌樂，妄行不休是也。三者狂之態也。狂屬陽，陽性動散而常有餘，故其狀如此癲疾一作癲病始發，意不樂，癲之意也僵仆直視。一本作直視僵仆○癲之態也。癲屬陰，陰性靜結而常不足，故其狀如此其脈三部陰陽俱盛是也。此總上二者而言。狂則三部陽脈皆盛，癲則三部陰脈皆盛也

按：靈樞癲狂篇論癲狂之證及鍼灸之法，因證施治，極爲詳備。此段所引特經中之一二證，竝非二者之疾其病形止此三四端也。細考經文自明，此又掛一漏萬矣。

六十難曰：頭心之病，有厥痛，有真痛，厥，逆也。氣逆而痛也。厥痛，厥頭痛、厥心痛也。真痛，真頭痛

眞心痛也何謂也然手三陽之脈受風寒伏留而不去者則名厥頭痛手三陽小腸大腸三焦也素手之三陽從手走頭故風寒留滯則頭痛也入連在腦者名眞頭痛入連在腦邪進入於腦也不在經而在腦故曰眞其五藏氣相干相干謂藏有偏勝邪乘於心也名厥心痛其痛甚但在心但在心言無別藏相干也手足青者手足青寒邪犯君火之位血色變也即名眞心痛其眞心痛者滑氏本義謂眞字下當欠一頭字旦發夕死夕發旦死心爲君主之官故邪犯之即不治也靈邪客篇心者五藏六府之大主也精神之所舍也其藏堅固邪弗能容容之則心傷心傷則神去神去則死矣即此義也

按靈厥病篇厥頭痛之病有數證其治法或取陽經或取陰經則非獨三陽之受病可知若云從三陽而傳及他經則得矣至眞頭痛經文云手足寒至節死不治則頭痛亦有死證與心痛之手足青至節者死不治止同至厥心痛之證經文有腎胃脾肝肺五種心痛之證病形各殊亦不得云

五藏相干蓋胃府不得稱藏若心自干心則即真心痛矣不在厥心痛之列亦當知經文明著其說何得糊塗下語使經文反晦也

六十一難曰經言望而知之謂之神望謂望病人之五色而知其病之所在如素五藏生成篇靈五色篇所云是也神聖而不可知之謂聞而知之謂之聖聞謂聞病人之聲也如靈九鍼篇心主噫肺主欬素陰陽應象大論肝在聲爲呼心在聲爲笑及下文五音之類是也聖謂藝之至於至極者也問而知之謂之工問謂問病人之所慮及其愛憎喜怒也如靈九鍼篇肝惡風心惡熱氣并於肝則憂并於心則喜之類是也工專精之謂切脈而知之謂之巧切脈之法詳靈素及前諸難中巧心智靈變也何謂也按靈邪氣藏府病形篇云見其色知其病命曰明按其脈知其病命曰神問其病知其處命曰工與此不同未知越人何所本也

然望而知之者望見其五色以知其病五色五藏所現之色聞而知之者聞其五音以別其病五音五藏所發之音也又五藏之音屬宮商角徵羽詳靈五音五味篇問而

知之者問其所欲五味以知其病所起所在也一本無也字○五味五藏所喜之味靈師傳篇臨病人問所便所起病之所由生所在病之所留處也切脈而知之者診其寸口視其虛實以知其病在何藏府也別其何藏府之脈象則知其病在何藏府也經言以外知之曰聖以内知之曰神此之謂也外視色聞聲也以問欲切脈也

按發問以望聞爲神聖今引經以望聞爲聖以問切爲神又失工巧二端其引經語亦無考未詳何故○又按問切之法兩經言之多端今止以五音五味爲言義亦不備○按自四十八難至此皆論虛實邪正傳變生死之道

六十二難曰藏井滎有五府獨有六者何謂也五謂井滎腧經合也六謂井滎腧原經合也其穴詳靈本輸篇然府者陽也三焦行於諸陽諸陽經也故置一俞俞一作腧名曰原俞穴也靈本輸篇以所過之穴爲原蓋三焦所行者遠其所氣所流聚之處五穴不足以盡之故別置一穴名曰原也所

以一本無所以二字府有六者亦與三焦共一氣也共一氣謂亦行於諸陽非謂其氣皆出於三焦也其詳備見六十六難中

六十三難曰：十變言五藏六府滎合皆以井爲始者何也一本有謂字凡經穴起止其次第先井次滎次輸次經次合故云以井爲始然井者東方春也靈本輸篇以井屬木故於時配春也萬物之始生諸蚑行喘息蜎飛蠕動蚑蜎蠕皆蟲行之狀喘息言有氣以息俱蟲豸之屬一歲一生之物也當生之物莫不以春生此以生物之理喻人之血氣亦然也故歲數始於春日數始於甲甲亦屬木言歲與日皆始於木故凡物盡然故以井爲始也按靈本輸篇五藏之井皆屬木府之井則皆屬金即下節亦明言之今總釋五藏六府之井皆屬木則倍經語且與下文亦相矛盾若云惟藏之井屬木而府不與焉則府之亦始於井而又不屬木義當何居下語疏漏之甚

六十四難曰：十變又言陰井木，陽井金；陰滎火，陽滎水；陰俞（一作腧）土，陽俞木；陰經金，陽經火；陰合水，陽合土。陰陽皆不同，其意何也？藏屬陰，故曰陰；府屬陽，故曰陽。陰井屬木，次火次土次金次水；陽井屬金，次水次木次火次土，皆循五行相生之序也。按靈本輸篇藏井屬木，府井屬陽金，各有明文，其餘滎俞所屬俱無明文，不知難經所本何書，抑推測而知之者耶？自此以後，針灸家遂相祖述矣。○又按六府又多一原穴，共五者屬五行，原穴與腧相近，宜同屬木。蓋所注爲腧，所過爲原，義亦相似也。

然：是剛柔之事也。言此乃剛柔配合之道也。陰井乙木，乙爲陰木。陽井庚金，庚爲陽金。陽井庚，庚者乙之剛也；陰井乙，乙者庚之柔也。陽金與陰木剛柔相合爲夫婦也。乙爲木，故言陰井木也；庚爲金，故言陽井金也。餘皆倣此。餘指滎俞經合也。倣此，謂陰滎丁火，陽滎壬水，皆以此推之也。○按此段言陰陽配合之道，義頗精當。

六十五難曰：經言所出爲井，所入爲合。詳靈本輸篇，如肺出於少商爲井，入於尺澤爲合是也。其法奈何？然：所出爲井，井者，東方春也，井屬木，春爲木令故也。萬物之一本無之字始生，故言所出爲井也。所入爲合，合者，北方冬也，合屬水，冬爲水令故也。陽氣入藏，故言所入爲合也。此以時令之所屬，配之經穴，以明出入二字之義，亦與前六十三難義同。

六十六難曰：經言肺之原出於太淵，太淵在手掌後陷中。心之原出於大陵，大陵在掌後骨下橫文中兩筋間，此手厥陰之穴也，餘皆本經穴。肝之原出於太衝，太衝在足大指本節後二寸陷中。脾之原出於太白，太白在足大指後內側白肉際陷中。腎之原出於太谿，太谿在足內踝後五分。少陰之原出於兌骨，少陰，手少陰也。兌骨即神門穴，在掌後銳骨端陷中。膽之原出於丘墟丘墟在足外踝下如前陷中胃之原出於衝陽衝陽在足跗上去內庭五寸高骨間動脈三焦之原出於陽池陽池在手表腕上陷者中膀胱之原出於京骨京骨在足小指外側本節後大骨下白肉際陷中大腸之原出於合谷合谷在手大指次指岐骨間陷中小腸之原出於腕骨腕骨在手外側腕前起骨下陷中

按大陵乃手厥陰心主之穴而此以爲心之原者何也靈九針十二原篇云陽中之太陽心也其原出於大陵靈邪客篇云少陰獨無腧何也曰心者五藏六府之大主也精神之所舍也其藏堅固邪弗能容故諸邪之在於心者皆在於心之包絡此大陵所以爲心之原也其取神門則又有說邪客篇云少陰獨無腧者不病乎曰其外經病而藏不病故獨取其經於掌後銳骨之端即此所謂兌骨也然此乃治病取穴之法而兌骨並非少陰之原行今乃以大所以心之原又以兌骨爲少陰之原心即少陰也如此則少陰不但有腧且有而腧矣何弗深考也○又按靈本輸篇云心出於中衝爲井木溜於勞宮爲勞注於大陵爲腧行於間使爲經入於曲澤爲合此皆手厥陰之火而經以爲心所出入之處若厥陰本經經文反不

指明井滎等穴則手少陰之腧即手厥陰之腧可知至甲乙經始以少陰本經之少冲爲井少府爲滎神門爲俞靈道爲經少海爲合至此而十二經之井滎乃備然此乃推測而定實兩經之所無也今以兌骨爲少陰之原此甲乙經之所本也

十二經皆以俞（一作腧）爲原者何也

按此又錯中之錯靈本輸篇五藏止有井滎俞經合六府則另有一原穴然則五藏以腧爲原六府則腧自腧而原自原皆守何著至以腧爲原之說則本靈九針十二原篇云五藏有疾當取之十二原陽中之少陰肺也其原出於太淵太淵二陽中之大陽心也其原出於大陵大陵二陰中之少陽肝也其原出於太衝太衝二陰中之至陰脾也其原出於太白太白二陰中之太陰腎也其原出於太谿太谿二膏之原出於鳩尾鳩尾一肓之原出於脖胦脖胦一凡此十二原者主治五藏六府之有疾者也則十二原之名指藏不指府共十二穴非謂十二經之原也但其所指太淵至太谿十穴則即靈本輸篇所謂腧穴蓋五藏有腧無原故曰以腧爲原豈可概之六府乎何其弗深考也

然五藏俞（一作腧下同）者三焦之所行氣之所留止也十二經皆營衞爲之流行

三焦者營衛之所出營衛所留止之處即三焦所留止之處也三焦所行之俞爲原者何也言何以三焦之所留即名爲原也然齊下腎間動氣者人之生命也十二經之根本也故名曰原此即三十六難所云命門乃三焦之所本也詳三十六難中三焦者原氣之別也言根本原氣分行諸經故曰別使主通行三氣經歷於五藏六府三氣三焦有上中下三者之氣也原者三焦之尊號也分言之則曰三焦從其本而言之則曰原故云尊號故所止輒爲原五藏六府之有病者皆取其原也三焦爲原氣別使則三焦氣所在即原氣所在故即以原名之而病之深者當取乎此也靈九針十二原篇云五藏有疾當取之十二原十二原者五藏之所以稟三百六十五節氣味也說最明曉

按靈本輸篇五藏則以所注爲腧腧即原也六府則以所過爲原並無以三焦之氣爲說蓋各經之氣留住深入之處即爲原故九針篇云十二原出於四關其穴皆在筋骨轉接之地故病亦常留於此若云三焦主氣則井滎亦皆三焦之氣何獨以所注名爲原況三焦自有本經道路何必牵合

六十七難曰五藏募皆在陰而俞一作腧腧下有一皆字在陽者何謂也募音暮氣所結聚處也俞史記扁鵲傳作輸猶委輸之義也陰腹也肺募中府屬本經心主募巨闕屬任脈脾募章門屬肝經肝募期門屬本經腎募京門屬膽經胃募中脘屬任脈大腸募天樞屬胃經小腸募關元屬任脈膽募日月屬本經膀胱募中極屬任脈三焦募石門屬任脈諸穴皆在腹也陽背也素氣府論五藏之俞各五六府之俞各六靈背輸篇云肺腧在三焦之間心腧在五焦之間鬲腧在七焦之間肝腧在九焦之間脾腧在十一焦之間腎腧在十四焦之間皆俠脊相去三寸所焦即椎也其心包腧在四椎下大腸腧在十六椎下小腸腧在十八椎下膽腧在十椎下胃腧在十二椎下三焦腧在十三椎下膀胱腧在十九椎下諸穴亦俠脊相去三寸俱屬足太陽脈皆在背也○按六府募亦在陰俞亦在陽不特五藏爲然又下節陰陽並舉爲言疑五藏下當有六府二字

然陰病行陽陽病行陰故令募在陰俞一作腧下同在陽也言陰經本皆在腹而其俞則俱在背陽經本皆在背而其募則皆在腹蓋以病氣互相流傳由經絡本互相通貫故其氣之結聚輸轉之處交相會也

按諸募腧經無全文未知何本素通評虛實論腹暴滿按之不下取太陽經絡者胃之募也亦未明指何穴

六十八難曰五藏六府皆有井滎俞經合皆何所主言此諸穴刺之所治何病也然經言所出爲井所流爲滎所注爲俞所行爲經所入爲合出始發源也流漸盛能流動也注流所向注也行通達條貫也入藏納歸宿也五句本靈九針十二原篇經文流作溜義同井主心下滿滎主身熱俞主體重節痛經主喘咳寒熱合主逆氣而泄由六十四難五行所屬推之則心下滿爲肝木之病身熱爲心火之病體重節痛爲脾土之病喘咳寒熱爲肺金之病逆氣而泄爲腎水之病然此亦論其一端耳兩經辨病取穴之法實不如此不可執一說而不知變通也此五藏六府井滎俞經合所主病也

六十九難曰經言虛者補之實者瀉之不實不虛以經取

之何謂也虛血氣虛也實血氣實也補之行針用補法也瀉之行針用瀉法也其說詳素離合眞邪論等篇以經取之言循其本經所宜刺之穴也

按所引四語見靈經脈篇又禁服篇論關格亦有此四語而以經取之句下又有名曰經刺四字及考所謂經刺之法則靈官針篇云經刺者刺大經之結絡經分也又與下文所解迥別其虛補實瀉二語則經文言之不一亦非如下文所解

然虛者補其母實者瀉其子當先補之然後瀉之母生我之經如肝虛則補腎經也母氣實則生之益力子我生之經如肝實則瀉心經也子氣衰則食其母益甚詳見下文七十五難不實不虛一本作不虛不實以經取之者是正經自生病不中他邪也當自取其經故言以經取之正經自病如四十九難所云之類是也自取其經即於本經取所當刺之穴不必補母瀉子也

按內經補瀉之法或取本經或雜取他經或先瀉後補或先補後瀉或專補不瀉或專瀉不補或取一經或取三四經其說具在不可勝舉則補母

瀉子之法亦其中之一端若竟以爲補瀉之道盡於此則不然也

七十難曰一本有經言二字春夏刺淺秋冬刺深者何謂也靈終始篇云春氣在毛夏氣在皮膚秋氣在分肉冬氣在筋骨刺此病者各以其時爲齊兩經雖互有異同此其大較也然春夏者陽氣在上人氣亦在上故當淺取之秋冬者陽氣在下人氣亦在下故當深取之陽氣謂天地之氣人氣謂營衛之氣上謂皮肉之上下謂筋骨之中淺取深取必中其病之所在則易已也春夏各致一陰秋冬各致一陽者何謂也致取也謂用針以取其氣也然春夏溫必致一陰者初下針沉之至腎肝之部得氣引持之陰也溫時令溫也陽盛則陰不足故取陰氣以補陽也沉之謂深入其針至腎肝筋骨之位引謂引其氣而出之至於陽之分也秋冬寒必致一陽者初內針淺而浮之至心肺之部得氣推內

之陽也寒時令寒也陰盛則陽不足故取陽氣以補陰也浮之謂淺内其針至心肺皮血之位推謂推其氣而入之至於陰之分也此即經文所謂從陰引陽從陽引陰之義是謂春夏必致一陰秋冬必致一陽

按致陰致陽之説經無明文但春夏刺淺若先至腎肝之分則仍刺深於上文義亦難通未知何據

七十一難曰經言刺營無傷衛刺衛無傷營何謂也營主血在内衛主氣在外營衛有病各中其所不得誅伐無過也此即素刺齊論所云刺骨無傷筋刺筋無傷肉刺肉無傷脈刺脈無傷皮刺皮無傷肉刺肉無傷筋刺筋刺筋無傷骨之義然針陽者臥針而刺之陽衛也衛在外欲其淺故側臥其針則針鋒橫達不及營也刺陰者先以左手攝按所針滎俞之處氣散乃内針陰營也營在内針必過衛而至營然衛屬氣可令得散故攝按之使衛氣暫離其處則針得直至營而不犯衛也是謂刺營無傷衛刺衛無傷營也

按臥針之法即靈官針篇浮刺之法攝按散氣即素難合真邪論捫而循之切而散之之法然經文各別有義此取之以爲刺陽刺陰之道義亦簡當川

師

七十二難曰經言能知迎隨之氣可令調之調氣之方必在陰陽何謂也靈終始篇云陽受氣於四末陰受氣於五藏故瀉者迎之補者隨之知迎知隨氣可令和和氣之方必通陰陽引經文本此蓋陽經主外故從四末始陰經主內故從五藏始迎者針鋒迎其來處而奪之故曰瀉隨者針鋒隨其去處而濟之故曰補通陰陽者察其陰陽之虛實不得誤施補瀉也詳見七十九難中

然所謂迎隨者知營衛之流行經脈之往來也隨其逆順而取之故曰迎隨知往來順逆正經文所謂迎隨之義越人之所本也諸家論說紛紛皆屬誤解蓋經學之不講久矣

調氣之方必在陰陽者知其內外表裏隨其陰陽而調之故曰調氣之方必在陰陽陽主外主表陰主內主裏

察其虚實而補之瀉之令調和也

七十三難曰：諸井者肌肉淺薄，氣少不足使也，刺之奈何？諸井皆在手足指末上，故云肌肉淺薄。氣藏於肌肉之内，肌肉少則氣亦微，不足使，謂補瀉不能相應也。然：諸井者木也，滎者火也，火者木之子，當刺井者，以滎瀉之。此瀉子之法也。如用補，則當補其合，可類推。然惟井只爲然，蓋以其氣少不足爲補瀉，瀉子補母，則氣自應也。按六十九難則以別經爲子母，此則卽以一經爲子母，義各殊而理極精也。故經言一作云補者不可以爲瀉，瀉者不可以爲補，此之謂也。言瀉則當以子，補則當以母，不可誤施。按故字上當有闕文，必有論補母之法一段，故以此二句總結之，否則不成文理矣。○又按經言無考。

七十四難曰經言春刺井夏刺滎季夏刺俞秋刺經冬刺合者何謂也五句經文無考然春刺井者邪在肝夏刺滎者邪在心季夏刺俞者邪在脾秋刺經者邪在肺冬刺合者邪在腎

此亦以五藏所屬爲言也井與春皆屬木滎與夏皆屬火俞與秋皆屬金合與冬皆屬水故四時有病則藏氣亦與之相應故刺法亦從時也

按靈樞順氣一日分爲四時篇云藏主冬冬刺井色主春春刺滎時主夏夏刺俞音主長夏長夏刺經味主秋秋刺合與此所引俱隔一穴其本輸篇則云春取絡脈諸滎大經分肉之間夏取諸腧脈絡皮膚之上秋取諸合冬取諸井諸腧之分四時篇云春取血脈分肉之間夏取盛經脈絡秋取經腧邪在府取之合冬取井滎必深留之俱與此處不合越人之說不知何所本也

其肝心脾肺腎而繫於春夏秋冬者何也然五藏一病輒有五也言有五者之證現於外也假令肝病色青者肝也臊臭者肝也喜

酸者肝也喜呼者肝也喜泣者肝也說詳四十九難中此舉邪之在肝者以例其餘也其病衆多不可盡言也言五者之變不可勝窮也四時有數而並繫於春夏秋冬者也言病雖萬變而四時實有定數治之之法總不出此其道簡約易行也鍼之要妙在於秋豪者也此又推言用鍼之道其微妙之處乃在秋豪之間又非四時之所得而盡學者又不可因易而忘難也

按問意謂五藏之病何以與四時相應則當發明所以感應之理而答語乃止言病狀如此與問辭全不對準甚屬無謂

七十五難曰經言東方實西方虛瀉南方補北方何謂也此即六十九難瀉子之法南方爲東方之子北方爲西方之子東方之母說詳下文然金木水火土當更相平更相平言金尅木木尅土循環相制不令一藏獨盛而生病也東方木也西方金也木欲實金當平之火欲實水當平之土欲實木當平之金欲實火當平

之水欲實土當平之[此言五行本然之道也]東方者肝也則知肝實西方者肺也則知肺虛瀉南方火補北方水南方火火者木之子也[實則瀉其子也]北方水水者木之母也水勝火[木之母勝木之子也]子能令母實母能令子虛[木之子火爲木之母水所尅則火能益水之氣故曰子能令母實水尅火能奪火之氣故曰母能令子虛]故瀉火補水欲令金不得平木也[子能令母實瀉子則火勢益衰而水得以恣其尅伐母能令子虛補母則水勢益旺而火不敢留其有餘如此則火不能尅金而反仰食木之氣以自給使金氣得伸而木日就衰則金自能平木也不字諸家俱以爲衍文]

按子母二字諸家俱以木爲火之母水爲金之子爲言義遂難曉觀本文以水勝火三字按下明明即指上文木之子木之母也特爲正之○又按六十九難云虛則補母實則瀉子今實則瀉子補母虛則反補其子義雖俱有可通而法則前後互異未詳何故

經曰不能治其虛何問其餘此之謂也言治金虛之法當如此不可止取一經以爲補瀉也若此義不明則治虛之法且不能安能治他病乎二語經文無考

七十六難曰何謂補瀉當補之時何所取氣當瀉之時何所置氣言取何氣以爲補而其所瀉之氣則置之何地也然當補之時從衛取氣當瀉之時從營置氣衛主氣故取氣於衛其法詳下七十八難中從營置氣謂散其氣於營中也其陽氣不足陰氣有餘當先補其陽而後瀉其陰陰氣不足陽氣有餘當先補其陰而後瀉其陽此承上文而言補瀉之法尤當審其陰陽虛實也衛爲陽營爲陰衛虛而營實則補陽瀉陰營虛而衛實則補陰瀉陽而其補瀉之法則又有先後也靈終始篇云陰盛而陽虛先補其陽後瀉其陰而和之陰虛而陽盛先補其陰後瀉其陽而和之此其說之所本也營衛通行此其要也陰陽得其平則營衛之氣通暢流行矣要謂要法也

七十七難曰：經言上工治未病，中工治已病者，何謂也？然：所謂治未病者，見肝之病，則知肝當傳之與脾（木旺侮土也），故先實其脾氣，無令得受肝之邪（補其脾氣，則能禦肝不受尅賊也），故曰治未病焉。中工治已病者，見肝之病，不曉相傳，但一心治肝（專治肝而肝邪入脾，則脾又病，經所謂故病未已，新病復起者也），故曰治已病也。

按靈逆順篇云上工刺其未生者也其次刺其未盛者也其次刺其已衰者也下工刺其方襲者也與其形之盛者也與其病之與脈相逆者也故曰方其盛也勿敢毀傷刺其已衰事必大昌故曰上工治未病不治已病此之謂也經文所云不過就本經之病須及其未生及方退之時乃可用刺不指傳經之邪言○又按金匱要略首篇云上工治未病何也師曰夫治未病者見肝之病知肝傳脾當先實脾中工不曉相傳見肝之病不解實脾惟治肝也與此正合想別有所本也

七十八難曰針有補瀉何謂也然補瀉之法非必呼吸出内針也 素離合眞邪論云吸則内針無令氣忤候呼引針呼盡乃去大氣皆出故命曰瀉呼盡内針靜以久留以氣至爲故候吸引針氣不得出各在其處推闔其門令神氣存大氣留止故命曰補此呼吸出内之法越人以爲其道不盡於此當如下文所云也 知爲針者信其左不知爲針者信其右 信其左謂其法全在善用其左手如下文所云是也信其右即上呼吸出内針也持針以右手故曰信其右 當刺之時 一本有必字 先以左手厭按所針滎俞之處彈而努之 彈指擊也努揉也 爪而下之 以爪指至肉中也 其氣之來如動脈之狀 動其血氣則氣來聚如脈口之動此左手所候之氣也 順針而刺之得氣 謂氣至針此針下所候之氣也 因推而内之 推入其針氣亦從之入也 是謂補動而伸之 謂搖動而引出其氣也 是謂瀉不得氣乃與男外女内 男則候之於衞之外女則候之於營之内 不得氣是謂十死

不治也候氣而氣不至則營衛已脫針必無功十死言無一生也

按本文語氣得氣以上似針法總訣推而內之則爲補動而伸之則爲瀉若離合眞邪論則捫而循之切而散之推而按之彈而怒之抓而下之通而取之皆爲補法與此亦微別

七十九難曰經言迎而奪之安得無虛隨而濟之安得無實虛之與實若得若失實之與虛若有若無何謂也然迎而奪之者瀉其子也隨而濟之者補其母也迎隨解見七十二難經語見靈九針十二原篇○按此子母即以本經井腧所屬五行生尅言非如七十五難指五藏所屬子母也假令心病瀉手心主俞是謂迎而奪之者也補手心主井是謂隨而濟之者也心病屬火本當取滎陰受氣於五藏其經氣從俞及滎及井瀉俞則迎其來處而奪之俞屬土心之子也補井則隨其去處而濟之井屬木心之母也其

說已詳見七十二難中○按心病取手心主穴者靈邪客篇云諸邪之在心者皆在心之包絡又云少陰獨無腧者其外經病而藏不病故獨取其經於掌後銳骨之端其餘脈出入屈折其行之徐疾皆如手少陰心主之脈行也六十六難亦以手厥陰心主之大陵穴爲心之原此其義也

按經文迎隨是以經氣之順逆往來而用針者候其氣之呼吸出入及針鋒之所向以爲補瀉兩經之法甚備今乃針本經來處之穴爲迎爲瀉針去處之穴爲隨爲補蓋經文以一穴之順逆爲迎隨此以本穴之前後穴爲迎隨義實相近而法各殊也

所謂實之與虛者牢濡（一作濡牢）之意也氣來實牢者爲得濡虛者爲失故曰若得若失也（氣指針下之氣也其氣來而充實堅牢爲得濡弱虛微爲失○言得失則有無在其中矣）

按靈小針解云言實與虛若有若無者言實者有氣虛者無氣也爲虛與實若得若失者言補者佖然若有得也瀉則怳然若有失也有無句主氣言得失句指用針者言確是二義今引經與釋經俱改經文則語複而義難曉此不精審之故也

八十難曰：經言有見如入，有見如出者，何謂也？二句經文無[illegible]然。所謂有見如入者，謂左手見氣來至乃內針，即七十八難所謂動脈之狀是也。○滑氏謂有見如入下當欠有見如出四字。針入見氣盡乃出針，氣盡，其氣來而復散也。是謂有見如入，有見如出也。滑氏本義如讀若而，古字通用。

八十一難曰：經言無實實，無虛虛，損不足而益有餘，言實者宜瀉而反補之，虛者宜補而反瀉之，不足者反損之，有餘者反益之，皆誤治也。經文見靈樞九針十二原篇。是寸口脈耶？將病自有虛實耶？一作也。○言所謂虛實者，不知其指脈言，抑指病言也。其損益奈何？言其損益之法將何如而得也。然：是病非謂寸口脈也，謂病自有虛實也。假令肝實而肺虛，肝者木也，肺者金也，金木當更相平，說詳七十五難中。當知金平木言當瀉南方補北方也假令肺實而一作故知兩字肝虛微少氣用針不補其肝而反重實其肺如此則肺益甚而肝益虛矣故曰實實虛虛損不足而益有餘此者中工之所害也害謂不惟不能治其病而反害其人也

按自六十二難至此皆言藏府經穴鍼刺治病之法

難經經釋卷下終

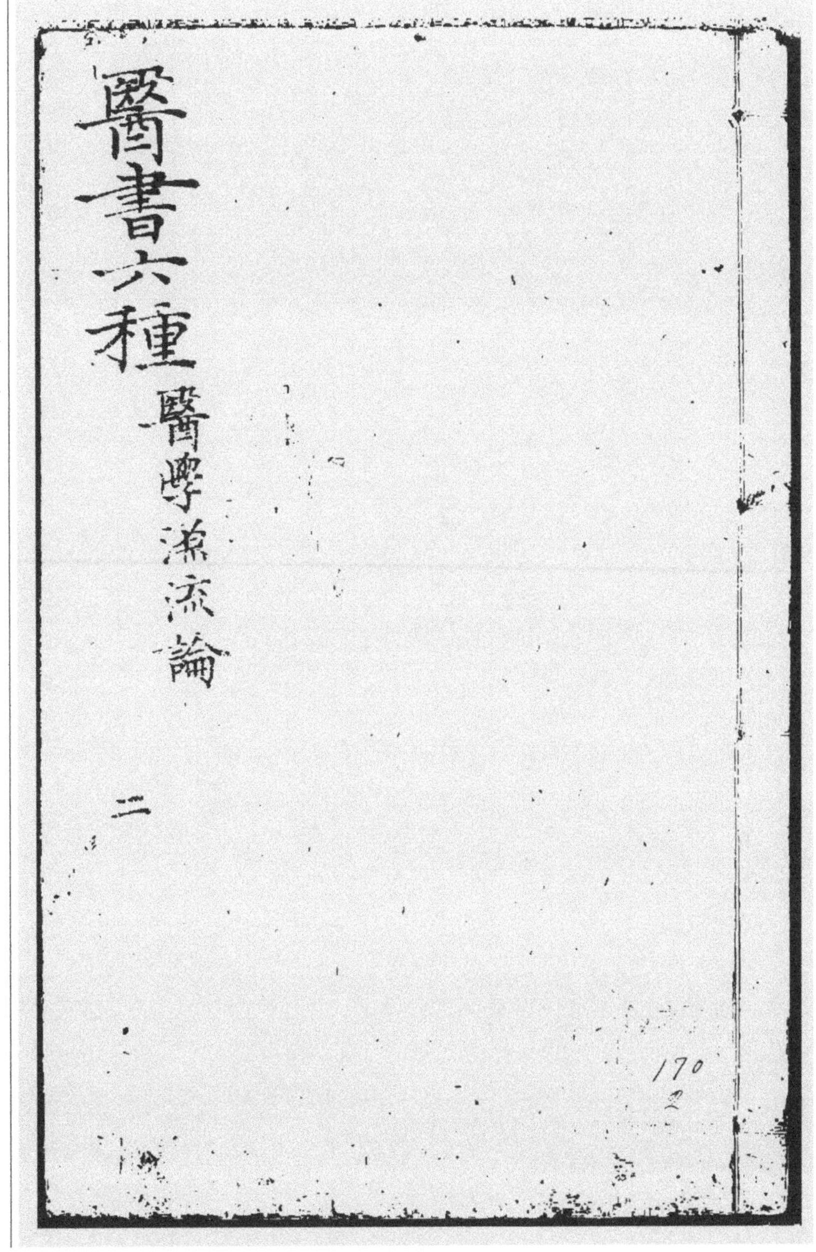

醫書六種

醫學源流論

二

170
2

自叙

醫小道也精義也重任也賤工也古者大人之學將以治天下國家使無一夫不被其澤甚者天地位而萬物育斯學者之極功也若夫日救一人月治數病顧此則失彼雖數十里之近不能兼及況乎不可治者又非能起死者而使之生其道不已小乎雖然古聖人之治病也通于天地之故究乎性命之原經絡臟腑氣血骨脉洞然如見然後察其受病之由用藥以驅除而調劑之其中自有玄機妙悟不可得而言喻者蓋與造化相維其義不亦精乎道小

則有志之士有所不屑爲義精則無識之徒有所不能窺也人之所係莫大乎生死王公大人聖賢豪傑可以旋轉乾坤而不能保無疾病之患一有疾病不得不聽之醫者而生殺唯命矣夫一人係天下之重而天下所係之人其命又懸于醫者下而一國一家所係之人更無論矣其任不亦重乎而獨是其人者又非有爵祿道德之尊父兄師保之重既非世之所隆而其人之自視亦不過爲衣食口腹之計雖以一介之微呼之而立至其業不甚貴乎任重則托之者必得偉人工賤則業之者必無奇士所以勢出

于相違而道因之易墜也余少時頗有志于窮經而骨月數人疾病連年死亡畧盡于是博覽方書寢食俱廢如是數年雖無生死肉骨之方實有尋本溯源之學九折臂而成醫至今尤信而竊慨唐宋以來無儒者爲之振興視爲下業逡巡失傳至理已失良法併亡怒焉傷懷恐自今以往不復有生人之術不揣庸妄用敷厥言倘有所補所全者或不僅一人一世已乎乾隆丁丑秋七月洄溪徐大椿書於吳山之半松書屋

醫學源流論卷上目錄

經絡臟腑

脈

醫學源流論卷上

吳江徐靈胎洄溪著　男　爔肖和校

元氣存亡論

養生者之言曰。天下之人皆可以無死。斯言妄也。何則人生自免乳哺以後。始而孩。既而長。既而壯。日勝一日。何以四十以後。飲食奉養如昔。而日且就衰。或者曰。嗜慾戕之也。則絕嗜慾可以無死乎。或者曰。勞動賊之也。則戒勞動可以無死乎。或者曰。思慮擾之也。則屏思慮可以無死乎。果能絕嗜慾戒勞動減思慮。免于疾病夭札則有之。其老而耗耗而死猶然也況乎四十以前未嘗無嗜慾勞苦思慮然而日生日長四十以後雖無嗜慾勞苦思慮然而日減日消此其故何歟蓋人之生也顧夏蟲而却笑以爲是物之生死何其促也而不知我實猶是耳當其受生之時已有定分焉所謂定分者元氣也視之不見求之不得附于氣血之內宰乎氣血之先其成形之時已有定數譬如置薪於火始然尚微漸久則烈薪力既盡而火熄矣其有久暫之殊者則薪之堅脆異質也故終身無病者待元氣之自盡而死此所謂終其天年者也至于疾病之人若元

氣不傷雖病甚不死元氣或傷雖病輕亦死而其中又有辨焉有先傷元氣而病者此不可治者也有因病而傷元氣者此不可不預防者也亦有因誤治而傷及元氣者亦有元氣雖傷未甚尚可保全之者其等不一故胗病决死生者不視病之輕重而視元氣之存亡則百不失一矣至所謂元氣者何所寄耶五藏有五藏之真精此元氣之分體者也而其根本所在即道經所謂丹田難經所謂命門内經所謂七節之旁中有小心陰陽闔闢存乎此呼吸出入係乎此無火而能令百體皆溫無水而能令五藏皆潤

此中一線未絶則生氣一線未亡皆頼此也若夫有疾病而保全之法何如蓋元氣雖自有所在然實與藏腑相連屬者也寒熱攻補不得其道則實其實而虛其虛必有一藏大受其害邪入於中而精不能續則元氣無所附而傷矣故人之一身無處不宜謹護而藥不可輕試也若夫預防之道惟上工能慮在病前不使其勢已横而莫救使元氣克全則自能托邪于外若邪盛爲害則乘元氣未動與之背城而一决勿使後事生悔此神而明之之術也若欲與造化爭權而令天下之人終不死則無是理矣

軀殼經絡藏府論

凡致病必有因而受病之處則各有部位今之醫者曰病必分經絡而後治之似矣然亦知病固非經絡之所能盡者乎夫人有皮肉筋骨以成形所謂軀殼也而虛其中則有藏府以實之其連續貫通者則有經有絡貫乎藏府之內運乎軀殼之中爲之道路以傳變周流者也故邪之傷人或在皮肉或在筋骨或在藏府或在經絡有相傳者有不相傳者有久而相傳者有久而終不傳者其大端則中於經絡者易傳其初不在經絡或病甚而流於經絡者亦

易傳經絡之病深入藏府則以生尅相傳惟皮肉筋骨之病不歸經絡者則不傳所謂軀殼之病也故識病之人當直指其病在何藏何府何筋何骨何經何絡或傳或不傳其傳以何經始以何經終其言歷歷可驗則醫之明者矣今人不問何病謬舉一經以藉口以見其頗識內經實與內經全然不解也至治之難易則在經絡者易治在藏府者難治且多死在皮肉筋骨者雖治亦不易死其大端如此至於軀殼藏府之屬于某經絡以審其針灸用藥之法則內經明言之深求自得也

表裏上下論

欲知病之難易先知病之淺深欲知病之淺深先知病之部位夫人身一也寔有表裏上下之別焉何謂表皮肉筋骨是也何謂裏藏府精神是也而經絡則貫乎其間表之病易治而難死裏之病難治而易死此其大畧也而在表在裏者又各有難易此不可執一而論也若夫病本在表而傳於裏病本在裏而并及於表是爲內外兼病尤不易治身半已上之病往往近於熱身半已下之病往往近於寒此其大略也而在上在下又各有寒熱此亦不可執一

而論也。若夫病本在上而傳于下。病本在下而傳于上。是之謂上下兼病。亦不易治。所以然者。無病之處多。有病之處少。則精力猶可維持。使正氣漸充而邪氣亦去。若夫一人之身。無處不病。則以何者爲驅病之本而復其元氣乎。故善醫者。知病勢之盛而必傳也。豫爲之防。無使結聚。無使泛濫。無使併合。此上工治未病之說也。若其已至于傳。則必先求其本。後求其標。相其緩急而施治之。此又桑榆之收也。以此決病之生死難易。思過半矣。

陰陽升降論

人身象天地。天之陽藏于地之中者，謂之元陽。元陽之外護者，謂之浮陽。浮陽則與時升降。若人之陽氣，則藏於腎中，而四布于周身。惟元陽則固守于中，而不離其位。故太極圖中心白圈，即元陽也。始終不動，其分陰分陽，皆在白圈之外。故發汗之藥，皆鼓動其浮陽，出于營衛之中，以洩其氣耳。若元陽一動，則元氣漓矣。是以發汗太甚，動其元陽，即有亡陽之患；病深之人，發喘呃逆，即有陽越之虞。其危皆在頃刻，必用參附及重鎮之藥，以墜安之。所以治元氣虛弱之人用升提發散之藥最防陽氣散越此第一關也至于陰氣則不患其升而患其竭竭則精液不布乾枯燥烈廉泉玉英毫無滋潤舌燥唇焦皮膚粗槁所謂天氣不降地氣不升孤陽無附害不旋踵內經云陰精所奉其人壽故陰氣有餘則上溯陽氣有餘則下固其人無病病亦易愈反此則危故醫人者慎毋發其陽而竭其陰也

治病必分經絡藏府論

病之從內出者，必由于藏府；病之從外入者，必由于經絡。其病之情狀，必有鑿鑿可徵者。如怔忡驚悸爲心之病，泄瀉臌脹爲腸胃之病，此易知者。又有同一寒熱而六經各殊，同一疼痛而筋骨皮肉各別。又有藏府有病而反現于肢節，肢節有病而反現于藏府。若不究其病根所在，而漫然治之，則此之寒熱非彼之寒熱，此之痛癢非彼之痛癢，病之所在全不關着，無病之處反以藥攻之。內經所謂誅伐無過，則故病未已，新病復起。醫者以其反增他病，又復治其所增之病，復不知病之所從來，雜藥亂投，愈治而病愈深矣。故治病者，必先分經絡藏府之所在，而又知其七情六淫所受何因，然後擇何經何藏對病之藥，本於古聖何方之法，分毫不爽，而後治之，自然一劑而即見效矣。今之治病不效者，不咎已藥之不當，而反咎病之不應藥，此理終身不悟也。

治病不必分經絡藏腑論

病之分經絡藏腑，夫人知之。於是天下遂有因經絡藏腑之説，而拘泥附會，又或誤認穿鑿，并有借此神其説以欺人者。蓋治病之法多端，有必求經絡藏腑者，有不必求經絡藏腑者。蓋人之氣血無所不通，而藥性之寒熱溫涼，有毒無毒，其性亦一定不移，入于人身，其功能亦無所不到，豈有其藥止入某經之理？即如參芪之類，無所不補；砒鴆之類，無所不毒，並不嵩于一處也。所以古人有現成通治之方，如紫金錠、至寶丹之類，所治之病甚多，皆有奇效。蓋通氣者無氣不通，解毒者無毒不解，消痰者無痰不消。其中不過略有專宜耳。至張潔古輩，則每藥注定云獨入某經，皆屬附會之談，不足徵也。曰：然則用藥竟不必分經絡藏腑耶？曰：此不然也。蓋人之病各有所現之處，而藥之治病必有專長之功。如柴胡治寒熱往來，能愈少陽之病；桂枝治畏寒發熱，能愈太陽之病；葛根治肢體大熱，能愈陽明之病。蓋其止寒熱、已畏寒、除大熱，此乃柴胡、桂枝、葛根專長之事。因其能治何經之病，後人即指爲何經之藥。孰知其功能寔不僅入少陽、太陽、陽明也。顯然者尚如此，餘

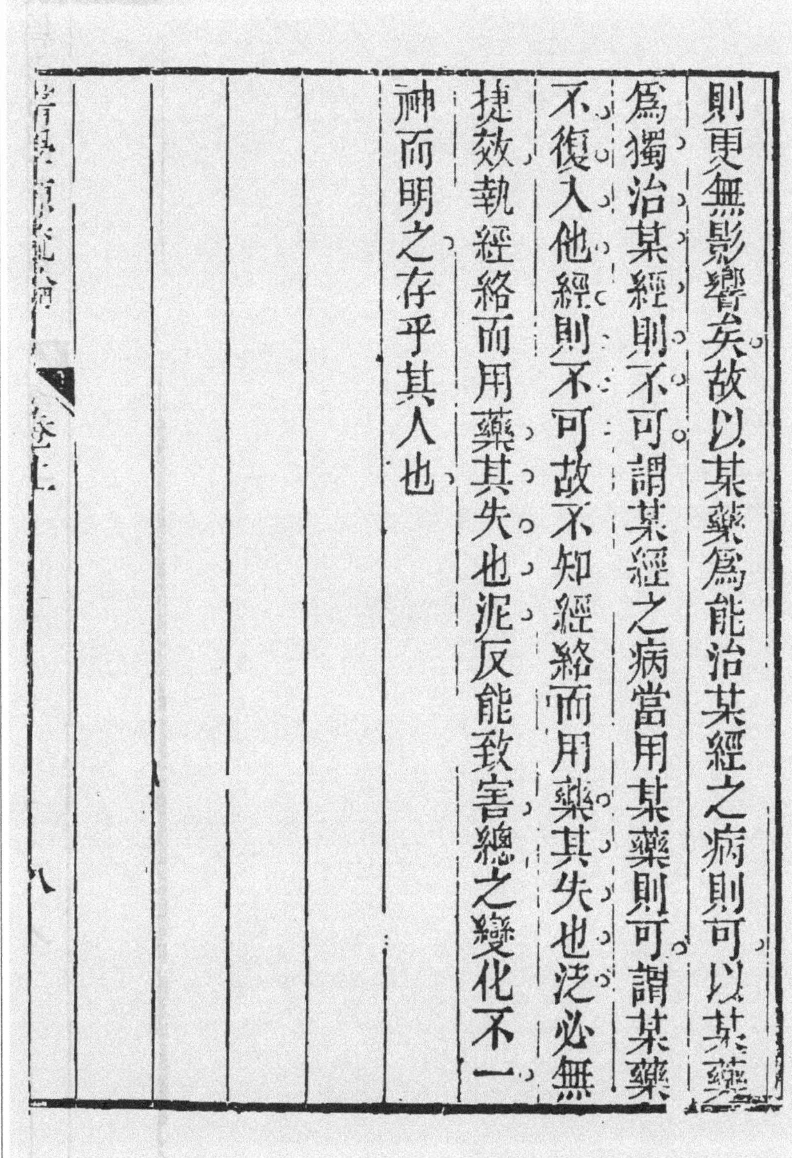

則更無影響矣故以某藥爲能治某經之病則可以某藥爲獨治某經則不可謂某經之病當用某藥則可謂某藥不復入他經則不可故不知經絡而用藥其失也泛必無捷效執經絡而用藥其失也泥反能致害總之變化不一神而明之存乎其人也

腎藏精論

精藏于腎人盡知之至精何以生何以藏何以出則人不知也夫精即腎中之脂膏也有長存者有日生者腎中有藏精之處充滿不缺如井中之水日夜充盈此長存者也其慾動交媾所出之精及有病而滑脫之精乃日生者也其精旋去旋生不去亦不生猶井中之水日日汲之不見其虧終年不汲不見其溢易云井道不可不革故受之以革其理然也曰然則縱慾可無害乎曰是又不然蓋天下之理總歸自然有腎氣盛者多慾無傷腎氣衰者自當節

藏主傳云女不可近乎對曰節之若縱慾不節如淺狹之井汲之無度則枯竭矣曰然則強壯之人而絶慾則何如曰此亦無咎無譽惟腎氣堅塞耳但必浮火不動陰陽相守則可耳若浮火日動而強制之則反有害蓋精因火動而離其位則必有頭眩目赤身痒腰疼遺洩偏墜等症甚者或發癰疽此強制之害也故精之爲物慾動則生不動則不生能自然不動則有益強制則有害過用則衰竭任其自然而無所勉強則保精之法也老子云天法道道法自然自然之道乃長生之訣也

一藏一腑先絶論

人之死大約因元氣存亡而決故患病者元氣已傷即變危殆蓋元氣脫則五臟六腑皆無氣矣竟有元氣深固其根不搖而內中有一臟一腑先絶者如心絶則昏昧不知世事肝絶則喜怒無節腎絶則陽道痿縮脾絶則食入不化肺絶則氣促聲啞六腑之絶而失其所司亦然其絶之象亦必有顯然可見之處大約其氣尚存而神志精華不用事耳必明醫乃能決之又諸臟腑之中惟肺絶則死期先促蓋肺爲臟腑之華蓋臟腑賴其氣以養故此臟絶則

臟腑皆無禀受矣其餘則視其絶之甚與不甚又觀其别臟之盛衰何如更觀其後天之飲食何如以此定其吉凶則脩短之期可決矣然大段亦無過一年者此皆得之目覩非臆説也

君火相火論

近世之論心火謂之君火腎火謂之相火此說未安蓋心屬火而位居于上又純陽而爲一身之主名曰君火無異議也若腎中之火則與心相遠乃水中之火也與心火不類名爲相火似屬非宜蓋陰陽互藏其宅心固有火而腎中亦有火心火爲火中之火腎火爲水中之火腎火守於下心火守于上而三焦爲火之道路能引二火相交心火動而腎中之浮火亦隨之腎火動而心中之浮火亦隨之亦有心火動而腎火不動其患獨在心亦有腎火動而心

火不動其害獨在腎故治火之法必先審其何火而後用藥有定品治心火以苦寒治腎火以鹹寒若二藏之陰不足以配火則又宜取二藏之陰藥補之若腎火飛越又有回陽之法反宜用溫熱與治心火迥然不同故五藏皆有火而心腎二藏爲易動故治法宜詳究也若夫相火之說則心胞之火能令人怔忡面赤煩燥眩暈此則在君火之旁名爲相火似爲確切試以内經參之自有眞見也

診脈決死生論

生死于人大矣，而能于兩手方寸之地微末之動即能決其生死，何其近于誣也？然古人往往百不失一者，何哉？其大要則以胃氣爲本。蓋人之所以生，本乎飲食。靈樞云：穀入于胃，乃傳之肺，五臟六腑皆以受氣。寸口屬肺經，爲百脈之所會，故其來也，有生氣以行乎其間，融和調暢，得中土之精英，此爲有胃氣。得者生，失者死，其大較也。其次則推天運之順逆，人氣與天氣相應，如春氣屬木，脉宜弦；夏氣屬火，脉宜洪之類。反是則與天氣不應。又其次則審臟氣之生尅如脾病畏弦木尅土也肺病畏洪火尅金也反是則與臟氣無害又其次則辨病脉之從違病之與脉各有宜與不宜如脫血之後脉宜靜細而反洪大則氣亦外脫矣寒熱之症脈宜洪數而反細弱則眞元將陷矣至于眞臟之脈乃因胃氣已絕不營五臟所以何臟有病則何臟之脈獨現凡此皆內經難經等書言之明白詳盡學者苟潛心觀玩洞然易曉此其可決者也至云診脉即可以知何病又云人之死生無不能先知則又非也蓋脈之變遷無定或有卒中之邪未即通于經絡而脈一時未變者

或病輕而不能現于脈者或有沉痼之疾久而與氣血相併一時難辨其輕重者或有依經傳變流動無常不可執一時之脈而定其是非者況病之名有萬而脉之象不過數十種且一病而數十種之脉無不可見何能診脉而即知其何病此皆推測偶中以此欺人也若夫眞臟之脉臨死而終不現者則何以決之是必以望聞問三者合而參觀之亦百不失一矣故以脉爲可憑而脉亦有時不足憑以脉爲不可憑而又鑿鑿乎其可憑總在醫者熟通經學更深思自得則無所不驗矣若世俗無稽之説皆不足聽

也。

症脉輕重論

人之患病不外七情六淫其輕重死生之别醫者何由知之皆必問其症切其脉而後知之然症脉各有不同有現症極明而脉中不見者有脉中甚明而症中不見者其中有宜從症者有宜從脉者必有一定之故審之既眞則病情不能逃否則不爲症所誤必爲脉所誤矣故宜從症者雖脉極順而症危亦斷其必死宜從脉者雖症極險而脉和亦決其必生如脫血之人形如死狀危在頃刻而六脉有根則不死此宜從脉不從症也如痰厥之人六脈或促

或絶痰降則愈此宜從症不從脉也陰虛咳嗽飲食起居如常而六脉細數久則必死此宜從脉不宜從症也噎膈反胃脉如常人久則胃絶而脉驟變百無一生此又宜從症不從脉也如此之類甚多不可枚舉總之脉與症分觀之則吉凶兩不可凴合觀之則某症忌某脉某脉忌某症其吉凶乃可定矣又如肺病忌脉數肺屬金數爲火火刑金也餘可類推皆不外五行生尅之理今人不按其症而徒講乎脉則講之愈密失之愈遠若脉之全體則内經諸書詳言之矣

脈症與病相反論

症者病之發現者也病熱則症熱病寒則症寒此一定之理然症竟有與病相反者最易誤治此不可不知者也如冒寒之病反身熱而惡熱傷暑之病反身寒而惡寒本傷食也而反易飢能食本傷飲也而反大渴口乾此等之病尤當細考一或有誤而從症用藥即死生判矣此其中蓋有故焉或一時病勢未定如傷寒本當發熱其時尚未發熱將來必至於發熱此先後之不同也或內外異情如外雖寒而內仍熱是也或有名無實是如欲食好飲及至少進

即止飲食之後又不易化是也或有別症相雜誤認此症爲彼症是也或此人舊有他病新病方發舊病亦現是也至于脉之相反亦各不同或其人本體之脉與常人不同或輕病未現于脉或痰氣阻塞營氣不利脉象乖其所之或一時爲邪所閉脉似危險氣通即復或其人本有他症仍其舊症之脉凡此之類非一端所能盡總宜潛心體認審其真寔然後不爲脉症所惑否則徒執一端之見用藥愈真而愈誤矣然苟非辨症極精脉理素明鮮有不惑者也

中風論

今之患中風偏痺等病者百無一愈十死其九非其症俱不治皆醫者誤之也凡古聖定病之名必指其實名曰中風則其病屬風可知既爲風病則主病之方必以治風爲本故仲景侯氏黑散風引湯防已地黃湯及唐人大小續命等方皆多用風藥而因症增減蓋以風入經絡則內風與外風相煽以致痰火一時壅塞惟宜先驅其風繼清痰火而後調其氣血則經脉可以漸通今人一見中風等症即用人參熟地附子肉桂等純補温熱之品將風火痰氣

盡行補住輕者變重重者即死或有元氣未傷而感邪淺者亦必遷延時日以成偏枯永廢之人此非醫者誤之耶或云邪之所湊其氣必虛故補正即所以驅邪此大謬也惟其正虛而邪湊尤當急驅其邪以衛其正若更補其邪氣則正氣益不能支矣即使正氣全虛不能托邪於外亦宜於驅風藥中少加扶正之品以助驅邪之力從未有純用溫補者譬之盜賊入室定當先驅盜賊而後固其墻垣未有盜賊未去而先固其牆垣者或云補藥托邪猶之增家人以禦盜也是又不然蓋服純補之藥斷無專補正不

補邪之理非若家人之專於禦盜賊也是不但不驅盜并助盜矣況治病之法凡久病屬虛驟病屬寔所謂虛者謂正虛也所謂寔者謂邪寔也中風乃急暴之症其爲寔邪無疑天下未有行動如常忽然大虛而昏仆者豈可不以寔邪治之哉其中或有屬陰虛陽虛感寔感寒之别則於治風方中隨所現之症加減之漢唐諸法具在可取而觀也故凡中風之類苟無中藏之絶症未有不可治者余友人患此症者遵余治法病一二十年而今尚無恙者甚多惟服熱補者無一存者矣

臟腑論

臟腑同爲極大之病然臟可治而腑不可治蓋臟者有物積中其症屬寔腑者不能納物其症屬虛寔者可治虛者不可治此其常也臟之爲病因腸胃衰弱不能運化或痰或血或氣或食凝結於中以致膨脝脹滿治之當先下其結聚然後補養其中氣則腸胃漸能尅化矣內經有雞矢醴方即治法也後世治臟之方亦多見效惟藏氣已絕臂細臍凸手心及背平滿青筋繞腹種種惡症齊現則不治若腑症乃肝火犯胃木來侮土謂之賊邪胃脘枯槁不復

用事惟留一線細竅又爲痰涎瘀血閉塞飲食不能下達即勉强納食仍復吐出蓋人生全在飲食經云穀入於胃以傳於肺五藏六府皆以受氣今食既不入則五藏六府皆竭矣所以得此症者能少納穀則不出一年而死全不納穀則不出半年而死凡春得病者死於秋秋得病者死于春蓋金木相尅之時也又有卒然嘔吐或噎吐而時止時發又或年當少壯是名反胃非膈也此亦可治至於類膈之症如浮腫水臌之類或宜針灸或宜洩瀉病象各殊治亦萬變醫者亦宜廣求諸法而隨宜施用也

寒熱虛寔真假論

病之大端不外乎寒熱虛寔然必辨其真假而後治之無誤假寒者寒在外而熱在內也雖大寒而惡熱飲假熱者熱在外而寒在內也雖大熱而惡寒飲此其大較也假實者形實而神衰其脈浮洪芤散也假虛者形衰而神全其脈靜小堅實也其中又有人之虛實症之虛實如怯弱之人而傷寒傷食此人虛而症實也强壯之人而失血勞倦此人實而症虛也或宜正治或宜從治或宜分治或宜合治或宜從本或宜從標寒因熱用熱因寒用上下異方煎

丸異法，補中兼攻，攻中兼補，精思妙術，隨變生机，病勢千端，立法萬變，則真假不能惑我之心，亦不能窮我之術，是在博求古法而神明之，稍執已見，或學力不至，其不爲病所惑者幾希矣。

內傷外感論

七情所病謂之內傷，六淫所侵謂之外感。自內經難經以及唐宋諸書，無不言之深切著明矣。二者之病，有病形同而病因異者，亦有病因同而病形異者，又有全乎外感，全乎內傷者，更有內傷兼外感，外感兼內傷者，則因異病又互相出入，參錯襍亂，治法迥殊。蓋內傷由於神志，外感起於經絡，輕重淺深，先後緩急，或分或合，一或有誤，為害非輕。能熟于內經及仲景諸書，細心體認，則雖其病萬殊，其中條理井然，毫無疑似，出入變化，無有不效。否則徬徨擬慮。襍藥亂投。全無法紀。屢試不驗。更無把握。不咎已之審病不明。反咎藥之治病不應。如此死者。醫殺之耳。

病情傳變論

病有一定之傳變有無定之傳變一定之傳變如傷寒太陽傳陽明及金匱見肝之病知肝傳脾之類又如痞病變臌血虛變浮腫之類醫者可豫知而防之也無定之傳變或其人本體先有受傷之處或天時不和又感時行之氣或調理失宜更生他病則無病不可變醫者不能豫知而爲防者也總之人有一病皆當加意謹慎否則病後增病則正虛而感益重輕病亦變危矣至于既傳之後則標本緩急先後分合用藥必兩處兼顧而又不雜不亂則諸病

亦可漸次平復。否則新病日增。無所底止矣。至於藥誤之傳變。又復多端。或過於寒涼。而成寒中之病。或過服溫燥。而成熱中之病。或過于攻伐。而元氣大虛。或過于滋潤。而脾氣不實。不可勝舉。近日害人最深者。大病之後。邪未全退。又不察病氣所傷何處。卽用附子肉桂熟地麥冬人參白朮五味萸肉之類。將邪火盡行補濇。始若相安。久之氣逆痰升。脹滿昏沉。如中風之狀。邪氣與元氣相併。諸藥無效而死。醫家病家。猶以爲病後大虛所致。而不知乃邪氣固結而然也。余見甚多。不可不深戒。

病同人異論

天下有同此一病而治此則效治彼則不效且不惟無效而反有大害者何也則以病同而人異也夫七情六淫之感不殊而受感之人各殊或氣體有强弱質性有陰陽生長有南北性情有剛柔筋骨有堅脆肢體有勞逸年力有老少奉養有膏粱藜藿之殊心境有憂勞和樂之别更加天時有寒暖之不同受病有深淺之各異一槩施治則病情雖中而於人之氣體迥乎相反則利害亦相反矣故醫者必細審其人之種種不同而後輕重緩急大小先後之

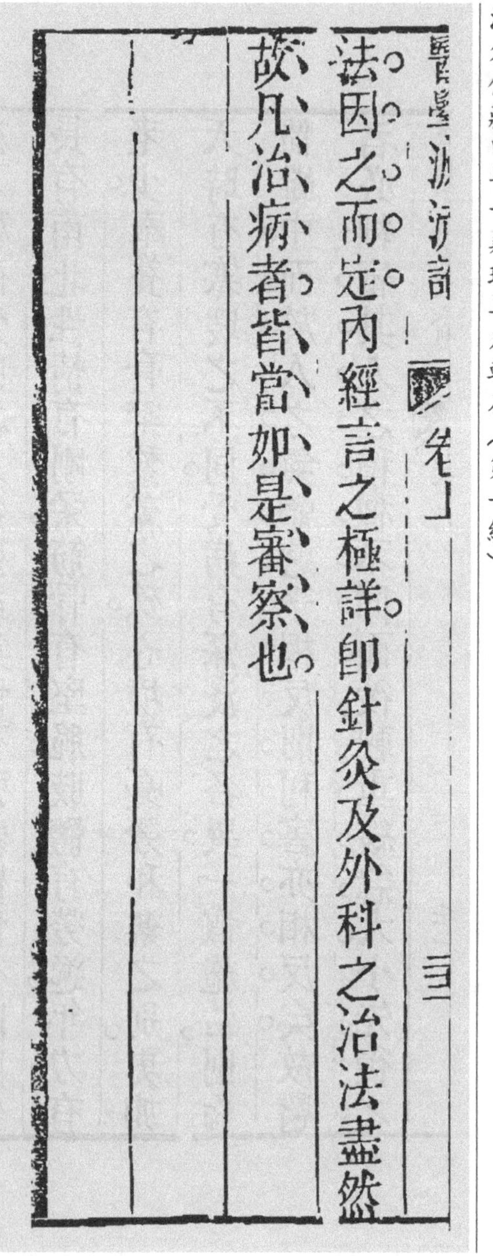

法因之而定內經言之極詳即針灸及外科之治法盡然故凡治病者皆當如是審察也

病症不同論

凡病之總者謂之病，而一病必有數症。如太陽傷風，是病也；其惡風、身熱、自汗、頭痛，是症也，合之而成其爲太陽病，此乃太陽病之本症也。若太陽病而又兼泄瀉、不寐、心煩、痞悶，則又爲太陽病之兼症矣。如瘧，病也；往來寒熱、嘔吐、畏風、口苦，是症也，合之而成爲瘧，此乃瘧之本症也。若瘧而兼頭痛、脹滿、嗽逆、便閉，則又爲瘧疾之兼症矣。若瘧而又下痢數十行，則又不得謂之兼症，謂之兼病。蓋瘧爲一病，痢又爲一病，而二病又各有本症，各有兼症，不可勝舉。

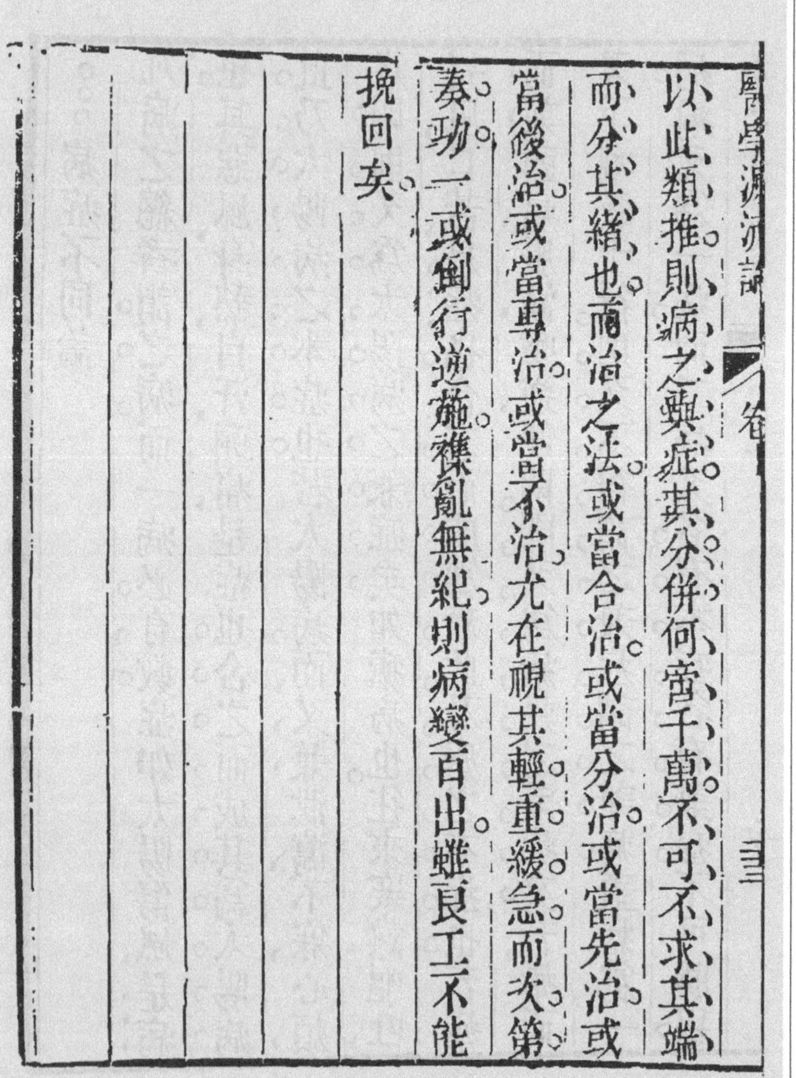

以此類推則病之與症其分併何啻千萬不可不求其端而分其緒也而治之法或當合治或當分治或當先治或當後治或當專治或當不治尤在視其輕重緩急而次第奏功一或倒行逆施雜亂無紀則病變百出雖良工不能挽回矣

病同因別論

凡人之所苦謂之病所以致此病者謂之因如同一身熱也有風有寒有痰有食有陰虛火升有鬱怒憂思勞怯虫疰此謂之因知其因則不得專以寒凉治熱病矣蓋熱全而所以致熱者不全則藥亦迥異凡病之因不全而治各別者盡然則一病而治法多端矣而病又非止一症必有兼症焉如身熱而腹痛則腹又爲一症而腹痛之因又復不全有與身熱相合者有與身熱各別者如感寒而身熱其腹亦因寒而痛此相合者也如身熱爲寒其腹痛又爲

傷食則各别者也又必審其食爲何食則以何藥消之其立方之法必切中二者之病源而後定方則一藥而兩病俱安矣若不問其本病之何因及兼病之何因而徒曰某病以某方治之其偶中者則投之或愈再以治他人則不但不愈而反增病必自疑曰何以治彼效而治此不效并前此之何以愈亦不知之則倖中者甚少而誤治者甚多終身治病而終身不悟歷症愈多而愈惑矣

亡陰亡陽論

經云奪血者無汗奪汗者無血血屬陰是汗多乃亡陰也故止汗之法必用涼心斂肺之藥何也心主血汗爲心之液故當淸心火汗必從皮毛出肺主皮毛故又當斂肺氣此正治也惟汗出太甚則陰氣上竭而腎中龍雷之火隨水而上若以寒涼折之其火愈熾惟用大劑參附佐以鹹降之品如童便牡蠣之類冷飲一碗直達下焦引其眞陽下降則龍雷之火反乎其位而汗隨止此與亡陰之汗眞大相懸絕故亡陰亡陽其治法截然而轉机在頃刻當陽

氣之未動也以陰藥止汗及陽氣之既動也以陽藥止汗而龍骨牡蠣黃芪五味收澁之藥則兩方皆可隨宜用之醫者能於亡陰亡陽之交分其界限則用藥無誤矣其亡陰亡陽之辨法何如亡陰之汗身畏熱手足温肌熱汗亦熱而味鹹口渴喜凉飲氣粗脉洪寔此其驗也亡陽之汗身反惡寒手足冷肌凉汗冷而味淡微粘口不渴而喜熱飲氣微脈浮數而空此其驗也至于尋常之正汗熱汗邪汗自汗又不在二者之列此理知者絕少即此汗之一端而聚訟紛紛毫無定見誤治甚多也

病有不愈不死雖愈必死論

能愈病之非難，知病之必愈必不愈爲難。夫人之得病，非皆死症也。庸醫治之，非必皆與病相反也。外感內傷，皆有現症，約略治之，自能向愈。況病情輕者，雖不服藥，亦能漸痊。即病勢危迫，醫者苟無大誤，邪氣漸退，亦自能向安。故愈病非醫者之能事也。惟不論輕重之疾，一見即能決其死生難易，百無一失，此則學問之極功，而非淺嘗者所能知也。夫病輕而預知其愈，病重而預知其死，此猶爲易知者。惟病象甚輕而能決其必死，病勢甚重而能斷其必生乃為難耳更有病已愈而不久必死者蓋邪氣雖去而其人之元氣與病俱亡一時雖若粗安真氣不可復續如兩虎相角其一雖勝而力已脫盡雖良工亦不能救也又有病必不愈而人亦不死者蓋邪氣盛而元氣堅固邪氣與元氣相併大攻則恐傷其正小攻則病不為動如油入麪一合則不可復分而又不至于傷生此二者皆人之所不知者也其大端則病氣入藏府者病與人俱盡者為多病在經絡骨脈者病與人俱存者為多此乃內外輕重之別也斯二者方其病之始形必有可徵之端良工知之自有

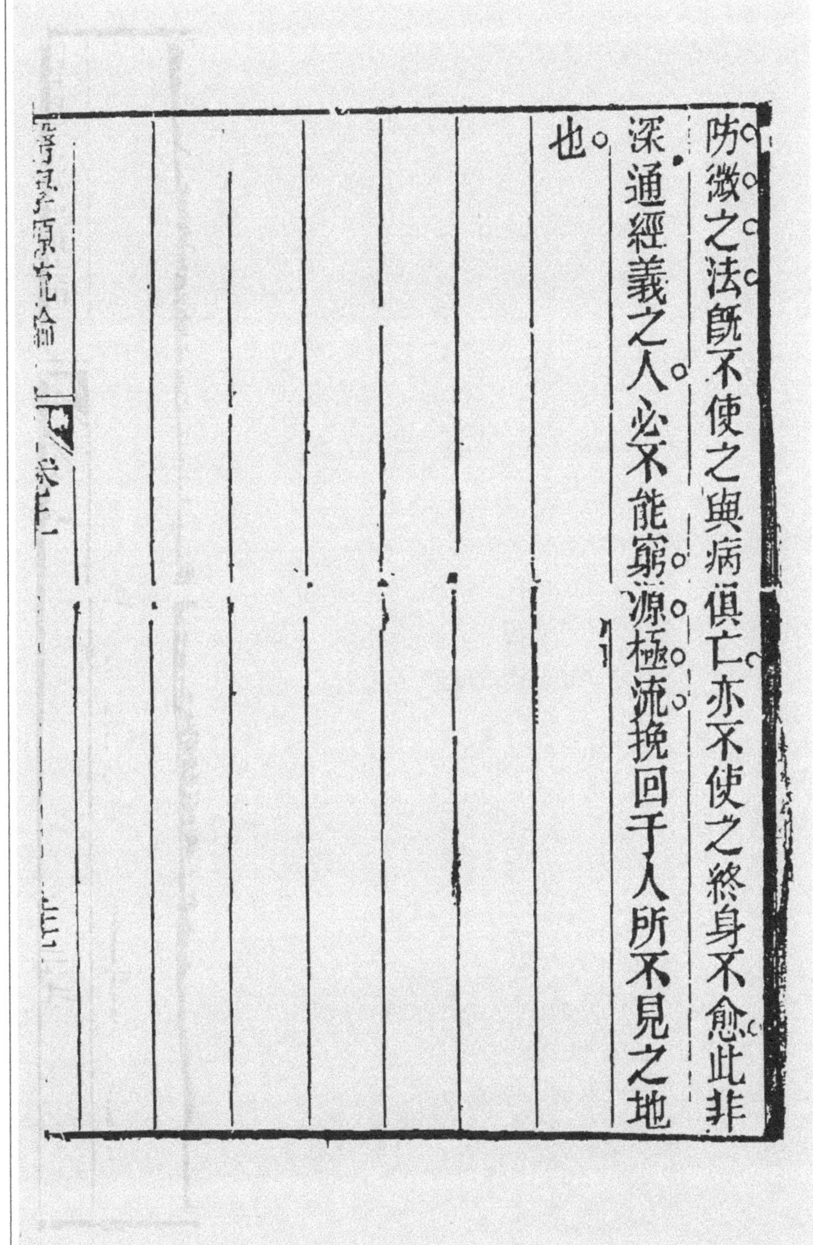
防微之法既不使之與病俱亡亦不使之終身不愈此非深通經義之人必不能窮源極流挽回于人所不見之地也

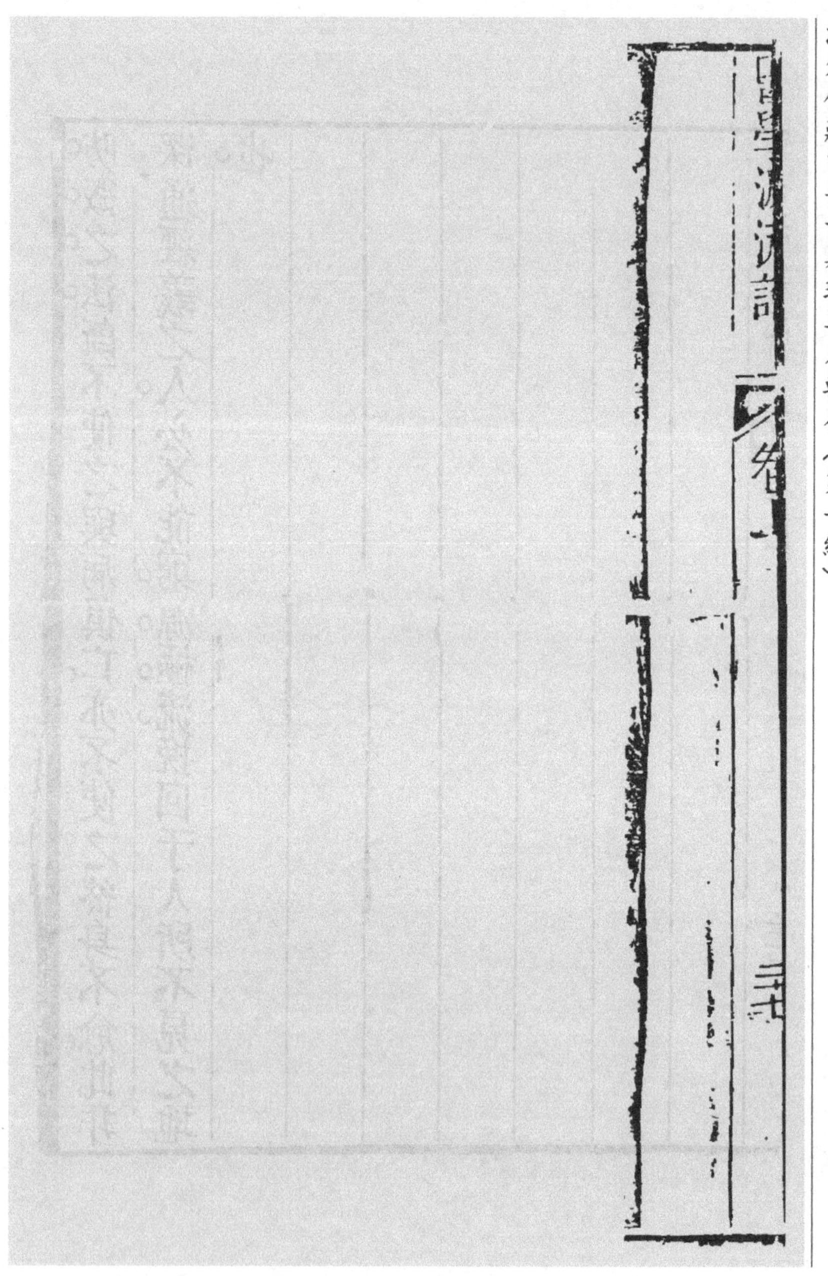

○○卒死論

天下卒死之人甚多。其故不一。內中可救者十之七八。不可救者僅十之二三。惟一時不得良醫。故皆枉死耳。夫人內外無病。飲食行動如常。而忽然死者。其藏府經絡本無受病之處。卒然感犯外邪。如惡風穢氣鬼邪毒厲等物。閉塞氣道。一時不能轉動。則大氣阻絕。昏悶迷惑。久而不通。則氣愈聚愈塞。如繫繩于頸。氣絕則死矣。若醫者能知其所犯何故。以法治之。通其氣。驅其邪。則立愈矣。又有痰涎壅盛。阻遏氣道而卒死者。通氣降痰則甦。所謂痰厥之類是也以前諸項良醫皆能治之惟藏絶之症則不治其人或勞心思慮或酒食不節或房慾過度或惱怒不常五藏之內精竭神衰惟一線真元未斷行動如常偶有感觸其元氣一時斷絶氣脫神離頃刻而死既不可救又不及救此則卒死之最急而不可治者也至於暴遇神鬼適逢寃譴此又怪異之事不在疾病之類矣

病有鬼神論

人之受邪也，必有受之之處，有以召之，則應者斯至矣。夫人精神完固，則外邪不敢犯；惟其所以禦之之具有虧，則侮之者斯集。凡疾病有爲鬼神所憑者，其愚魯者以爲鬼神實能禍人，其明理者以爲病情如此，必無鬼神。二者皆非也。夫鬼神猶風寒暑濕之邪耳，衛氣虛則受寒，營氣虛則受熱，神氣虛則受鬼。蓋人之神屬陽，陽衰則鬼憑之。內經有五藏之病，則現五色之鬼。難經云：脫陽者見鬼。故經穴中有鬼床、鬼室等穴。此諸穴者，皆賴神氣以充塞之。若神氣有虧則鬼神得而憑之猶之風寒之能傷人也故治寒者壯其陽治熱者養其陰治鬼者充其神而已其或有因痰因思因驚者則當求其本而治之故明理之士必事事窮其故乃能無所惑而有據否則執一端之見而昧事理之實均屬憒憒矣其外更有觸犯鬼神之病則祈禱可愈至於冤譴之鬼則有數端有自作之孽深仇不可解者有祖宗貽累者有過誤害人者其事皆鑿鑿可徵似儒者所不道然見于經史如公子彭生伯有之類甚多目覩者亦不少此則非藥石祈禱所能免矣

○○○腎虛非陰症論

今之醫者以其人房勞之後或遺精之後感冒風寒而發熱者謂之陰症病者遇此亦自謂之陰症不問其現症何如總用參术附桂乾姜地黃等溫熱峻補之藥此可稱絕倒者也夫所謂陰症者寒邪中於三陰經也房後感風豈風寒必中腎經即使中之亦不過散少陰之風寒如傷寒論中少陰發熱仍用麻黃細辛發表而已豈有用辛熱溫補之法耶若用溫補則補其風寒于腎中矣況陰虛之人而感風寒亦必由太陽入仍屬陽邪其熱必甚兼以燥悶

煩渴尤宜清熱散邪，豈可反用熱藥？若果直中三陰，則斷無壯熱之理，必有惡寒、倦臥、厥冷、喜熱等症，方可用溫散，然亦終無用滋補之法。即如傷寒差後，房事不慎，又發寒熱，謂之女勞復，此乃久虛之人復患大症，依今人之見，尤宜峻補者也，而古人治之用竹皮一升煎湯服。然則無病而房後感風，更不宜用熱補矣。故凡治病之法，總視目前之現證現脈，如果六脈沉遲，表裏皆畏寒，的係三陰之寒證，即使其本領强壯，又絕慾十年，亦從陰治；若使所現脈證的係陽邪，發熱煩渴，並無三陰之症，即使其人本體虛弱又復房勞過度亦從陽治如傷寒論中陽明大熱之證宜用葛根白虎等方者瞬息之間轉入三陰即改用溫補若陰症轉陽症亦即用凉散此一定之法也近世惟喻嘉言先生能知此義有寓意草中黄長人之傷寒案可見餘人皆不知之其殺人可勝道哉

吐血不死咳嗽必死論

今之醫者謂吐血爲虛勞之病此大謬也夫吐血有數種大概咳者成勞不咳者不成勞間有吐時偶咳者當其吐血之時狼狽頗甚吐止卽痊皆不成勞何也其吐血一止則過身無病飲食如故而精神生矣卽使亡血之後或陰虛內熱或筋骨疼痛皆可服藥而痊若咳嗽則血止而病仍在日嗽夜嗽痰壅氣升多則三年少則一年而死矣蓋咳嗽不止則腎中之元氣震蕩不寧肺爲腎之母母病則子亦病故也又肺爲五藏之華蓋經云穀氣入胃以傳于

肺五藏六府皆以受氣其清者爲營濁者爲衛是則藏府皆取精于肺肺病則不能輸精于藏府一年而藏府皆枯三年而藏府竭矣故咳嗽爲眞勞不治之疾也然亦有咳嗽而不死者其嗽亦有時稍緩其飲食起居不甚變又其人善于調攝延至三年之後起居如舊間或一發靜養卽愈此乃百中難得一者也更有不咳之人血症屢發肝竭肺傷亦變咳嗽久而亦死此則不善調攝以輕變重也執此以決血症之死生百不一失矣

胎產論

婦科之最重者二端，墮胎與難產耳。世之治墮胎者，往往純用滋補；治難產者，往往專於攻下。二者皆非也。蓋半產之故非一端，由于虛滑者十之一二，由于內熱者十之八九。蓋胎惟賴血以養，故得胎之後，經事不行者，因衝任之血皆爲胎所吸，無餘血下行也。苟血或不足，則胎枯竭而下墮矣。其血所以不足之故，皆由內熱火盛，陽旺而陰虧也。故古人養胎之方，專以黃芩爲主。又血之生，必由于脾胃，經云：營衛之道，納穀爲寶。故又以白朮佐之。乃世之人專以參芪補氣熟地滯胃氣旺則火盛胃濕則不運生化之源衰而血益少矣至于產育之事乃天地化育之常本無危險之理險者千不得一世之遭厄難者乃人事之未工也其法在乎產婦不可令早用力蓋胎必轉而後下早用力則胎先下墜斷難舒轉于是橫生倒產之害生又用力則胞漿驟下胎已枯澁何由能產此病不但產子之家不知即收生穩婦亦有不知者至于用藥之法則交骨不開胎元不轉種種諸症各有專方其外或宜潤或宜降或宜溫或宜涼亦當隨症施治其大端以養血爲主蓋血足

則諸症自退也至于易產強健之產婦最多卒死蓋大脫血之後衝任空虛經脉嬌脆健婦不以爲意輕舉妄動用力稍重衝脉斷裂氣冒血崩死在頃刻尤忌舉手上頭如是死者吾見極多不知者以爲奇異實理之常生產之家不可不知也

病有不必服藥論

天下之病竟有不宜服藥者如黃疸之類是也黃疸之症仲景原有煎方然輕者用之俱效而重者俱不效何也蓋疸之重者其脇中有囊以裹黃水其囊並無出路藥祗在囊外不入囊中所服之藥非補邪即傷正故反有害若輕病則囊尚未成服藥有效至囊成之後則百無一效必須用輕透之方或破其囊或消其水另有秘方傳授非泛然煎丸之所能治也痰飲之病亦有囊常藥亦不能愈外此如吐血久痞等疾得藥之益者甚少受藥誤者甚多如無

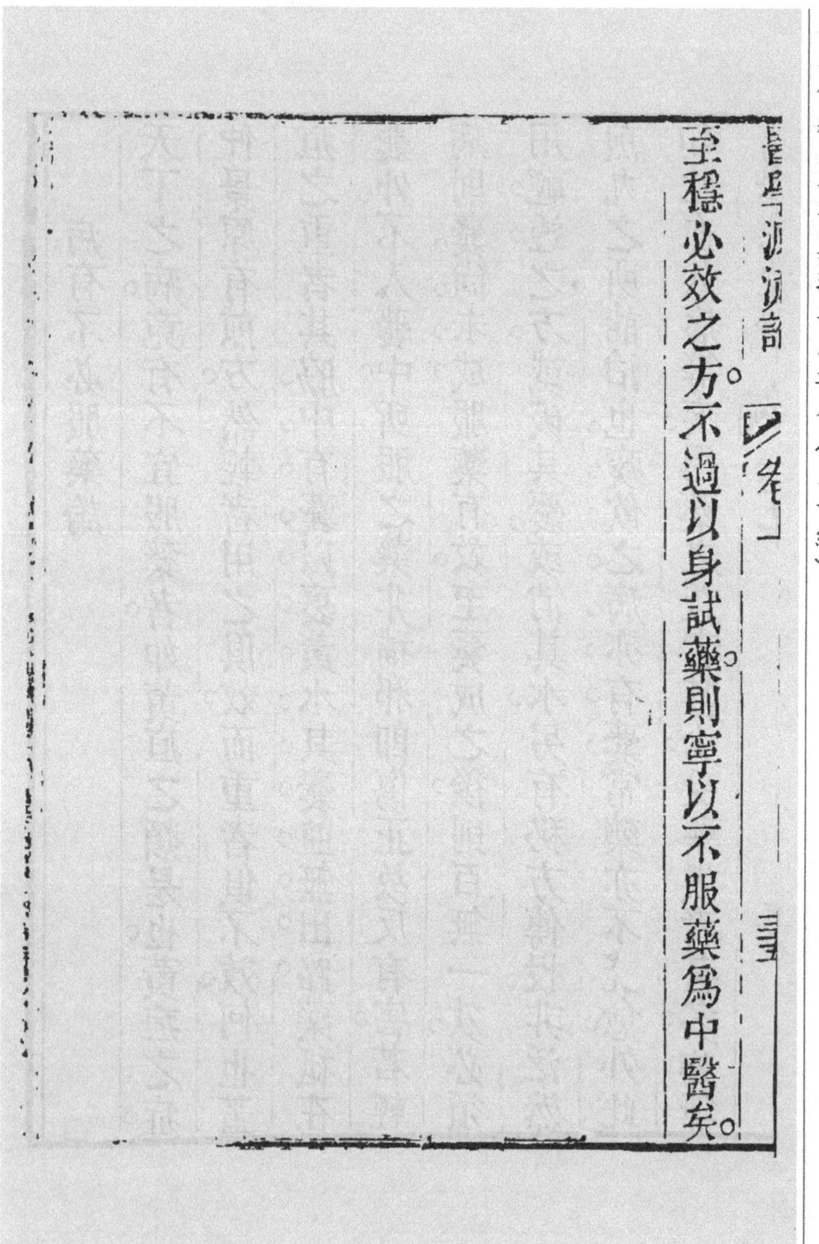

至穩必效之方。不過以身試藥。則寧以不服藥爲中醫矣。

方藥離合論

方之與藥似合而實離也得天地之氣成一物之性各有功能可以變易血氣以除疾病此藥之力也然草木之性與人殊體入人腸胃何以能如人之所欲以致其效聖人爲之製方以調劑之或用以專攻或用以兼治或相輔者或相反者或相用者或相制者故方之旣成能使藥各全其性亦能使藥各失其性操縱之法有大權焉此方之妙也若夫按病用藥藥雖切中而立方無法謂之有藥無方或守一方以治病方雖良善而其藥有一二味與病不相

闕者謂之有方無藥譬之作書之法用筆已工而配合顛倒與夫字形俱備而點畫不成者皆不得謂之能書故善醫者分觀之而無藥弗切于病情合觀之而無方不本于古法然後用而弗效則病之故也非醫之罪也而不然者即偶或取效隱害必多則亦同于殺人而已矣至于方之大小奇偶之法則內經詳言之茲不復贅云

古方加減論

古人製方之義，微妙精詳，不可思議。蓋其審察病情，辨別經絡，參考藥性，斟酌輕重，其於所治之病不爽毫髮，故不必有奇品異術，而沈痼艱險之疾，投之輒有神效，此漢以前之方也。但生民之疾病不可勝窮，若必每病製一方，是曷有盡期乎？故古人即有加減之法。其病大端相同，而所現之症或不同，則不必更立一方，即於是方之內，因其現症之異而爲之加減。如傷寒論中治太陽病用桂枝湯，若見項背强者，則用桂枝加葛根湯；喘者，則用桂枝加厚朴杏子湯下後脉促胸滿者桂枝去白芍湯更惡寒者去白芍加附子湯此猶以藥爲加減者也若桂枝麻黄各半湯則以兩方爲加減矣若發奔豚者用桂枝爲加桂枝湯則又以藥之輕重爲加減矣然一二味加減雖不易本方之名而必明著其加減之藥若桂枝湯倍用芍藥而加飴糖則又不名桂枝加飴糖湯而爲建中湯其藥雖同而義已別則立名亦異古法之嚴如此後之醫者不識此義而又妄托名用古取古方中一二味則即以某方目之如用柴胡則即曰小柴胡湯不知小柴胡之力全在人參也用豬

苓澤瀉即曰五苓散不知五苓之妙專在桂枝也去其要藥雜以他藥而仍以某方目之用而不效不知自咎或則歸咎於病或則歸咎於藥以爲古方不可治今病嗟乎即使果識其病而用古方支離零亂豈有效乎遂相戒以爲古方難用不知全失古方之精義故與病毫無益而反有害也然則當何如曰能識病情與古方合者則全用之有別症則據古法加減之如不盡合則依古方之法將古方所用之藥而去取損益之必使無一藥之不對症自然不倍於古人之法而所投必有神效矣

方劑古今論

後世之方已不知幾億萬矣此皆不足以名方者也昔者聖人之製方也推藥理之本原識藥性之專能察氣味之從逆審臟腑之好惡合君臣之配耦而又探索病源推求經絡其思遠其義精味不過三四而其用變化不窮聖人之智眞與天地同體非人之心思所能及也上古至今千聖相傳無敢失墜至張仲景先生復申明用法設爲問難註明主治之症其傷寒論金匱要畧集千聖之大成以承先而啓後萬世不能出其範圍此之謂古方與內經並垂

不朽者。其前後名家。如倉公扁鵲華佗孫思邈諸人。各有師承。而淵源又與仲景微別。然猶自成一家。但不能與靈素本草一線相傳。爲宗枝正脈耳。既而積習相仍。每著一書。必自撰方千百。唐時諸公。用藥雖博。已乏化機。至于宋人。并不知藥。其方亦板實膚淺。元時號稱極盛。各立門庭。徒騁私見。迨乎有明。蹈襲元人緒餘而已。今之醫者。動云古方。不知古方之稱。其指不一。若謂上古之方。則自仲景先生流傳以外無幾也。如謂宋元所製之方。則其可法可傳者絕少。不合法而荒謬者甚多。豈可奉爲典章。若謂自明人以前皆稱古方則其方不下數百萬夫常用之藥不過數百品而爲方數百萬隨拈幾味皆已成方何必定云某方也嗟嗟古之方何其嚴今之方何其易其間亦有奇巧之法用藥之妙未必不能補古人之所未及可備參考者然其大經大法則萬不能及其中更有違經背法之方反足貽害安得有學之士爲之擇而存之集其大成刪其無當實千古之盛舉余蓋有志而未逮矣

單方論

單方者。藥不過一二味。治不過一二症。而其効則甚捷。用而不中。亦能害人。即世所謂海上方者是也。其原起於本草。蓋古之聖人。辨藥物之性。則必著其功用。如逐風逐寒解毒定痛之類。凡人所患之症。止一二端。則以一藥治之。藥專則力厚。自有奇效。若病兼數症。則必合數藥而成方。至後世藥品日增。單方日多。有效有不效矣。若夫內外之感。其中自有傳變之道。虛實之殊。久暫之別。深淺之分。及夫人性各殊。天時各異。此非守經達權者不能治。若皆以單方治之。則藥性專而無製偏而不醇有利必有害。故醫者不可以此嘗試。此經方之所以爲貴也。然參考以廣識見且爲急救之備。或爲專攻之法。是亦不可不知者也

禁方論

天地有好生之德，聖人有大公之心，立方以治病，使天下共知之，豈非天地聖人之至願哉？然而方之有禁，則何也？其故有二：一則懼天下之輕視夫道也。夫經方之治病，視其人學問之高下，以爲效驗，故或用之而愈，或用之而反害，變化無定，此大公之法也。若禁方者，義有所不解，機有所莫測，其傳也，往往出於奇人隱士、仙佛鬼神，其遇之也甚難，則愛護之必至。若輕以授人，必生輕易之心，所以方家往往愛惜，此乃人之情也。一則恐發天地之機也。禁方之藥。其製法必奇。其配合必巧。竊陰陽之柄。窺造化之機。其修合必虔誠敬愼。少犯禁忌。則藥無驗。若輕以示人。則氣洩而用不神。此又陰陽之理也。靈樞禁服篇黃帝謂雷公曰。此先師之所禁。割臂插血之盟也。故黃帝有蘭臺之藏。長桑君有無泄之戒。古聖皆然。若夫詭詐之人。專欲圖利。托名禁方。欺世惑衆。更有修煉執藥。長慾道淫。名爲養生。實速其死。此乃江河惡習。聖人之所必誅也。又有古之禁方。傳之已廣。載入醫書中。與經方並垂。有識者自能擇之也。

古今方劑大小論

今之論古方者皆以古方分兩太重為疑以為古人氣體厚故用藥宜重不知此乃不考古而為此無稽之談也古時升斗權衡歷代各有異同而三代至漢較之今日僅十之二余親見漢時有六升銅量容今之一升二合如桂枝湯乃傷寒大劑也桂枝三兩芍藥三兩甘草二兩共八兩二八不過一兩六錢為一劑分作三服則一服藥不過今之五錢三分零他方間有藥品多而加重者亦不過倍之而已今人用藥必數品各一二錢或三四錢則反用三兩外矣更有無知妄人

用四五兩作一劑。近人更有用熟地八兩爲一劑者，尤屬不倫。用丸散亦然。如古方烏梅丸，每服如梧子大二十丸，今不過四五分。若今人之服丸藥，則用三四錢至七八錢不等矣。末藥只用方寸匕，不過今之六七分，今亦服三四錢矣。古人之用藥分兩，未嘗重於今日。周禮遺人凡萬民之食食者人四鬴上也。注：六斗四升曰鬴，四鬴共二石五斗六升，爲人一月之食，則每日食八升有餘矣。而謬說相傳，方劑日重，即此一端，而荒唐若此，況其深微者乎。蓋既不能深思考古，又無名師傳授，無怪乎每舉必成笑談也。

藥誤不卽死論

古人治法無一方不對病無一藥不對症如是而病猶不愈此乃病本不可愈非醫之咎也後世醫失其傳病之名亦不能知宜其胸中毫無所主也凡一病有一病之名如中風總名也其類有偏枯痿痺風痱歷節之殊而諸症之中又各有數症各有定名各有主方又如水腫總名也其類有皮水正水石水風水之殊而諸症又各有數症各有定名各有主方凡病盡然醫者必能實指其何名遵古人所主何方加減何藥自有法度可循乃不論何病總以陰

虚陽虚等籠統之談概之而試以籠統不切之藥然亦竟有愈者或其病本輕適欲自愈或偶有一二對症之藥亦奏小效皆屬誤治其得免於殺人之名者何也葢殺人之藥必大毒如砒鴆之類或大熱大寒峻厲之品又適與病相反服後立見其危若尋常之品不過不能愈病或反增他病耳不即死也久而病氣自退正氣自復無不愈者間有遷延日久或隱受其害而死更或屢換庸醫徧試諸藥久而病氣益深元氣竭亦死又有初因誤治變成他病輾轉而死又有始服有小效久服太過反增他病而死葢日

日診視小效則以爲可愈小劇又以爲難治並無誤治之形確有誤治之實病家以爲病久不痊自然不起非醫之咎因其不卽死而不之罪其實則眞殺之而不覺也若夫誤投峻厲相反之藥服後顯然爲害此其殺人人人能知之矣惟誤服參附峻補之藥而卽死者則病家之所甘心必不歸咎於醫故醫者雖自知其誤必不以此爲戒而易其術也

藥石性全用異論

一藥有一藥之性情功效，其藥能治某病，古方中用之以治某病，此顯而易見者。然一藥不止一方，用之他方，用之亦效，何也？蓋藥之功用不止一端，在此方則取其此長，在彼方則取其彼長。眞知其功效之實，自能曲中病情而得其力。迨至後世，一藥所治之病愈多而亦效者，蓋古人尚未盡知之，後人屢試而後知，所以歷代本艸所註藥性，較之神農本經所注功用增益數倍，蓋以此也。但其中有當有不當，不若神農本草字字精切耳。又同一熱藥而附子之熱與乾姜之熱迥乎不同；同一寒藥，而石膏之寒與黄連之寒迥乎不同。一或誤用，禍害立至。蓋古人用藥之法，並不專取其寒熱溫涼補瀉之性也。或取其氣，或取其味，或取其色，或取其形，或取其所生之方，或取嗜好之偏，其藥似與病情之寒熱溫涼補瀉若不相關，而投之反有神效。古方中如此者，不可枚舉。學者必將神農本草字字求其精義之所在，而參以仲景諸方，則聖人之精理自能洞曉。而己之立方，亦必有奇思妙想，深入病機，而天下無難治之症矣。

刼劑論

世有奸醫。利人之財。取効于一時。不顧人之生死者謂之刼劑刼劑者以重藥奪截邪氣也夫邪之中人不能使之一時即出必漸消漸托而後盡焉今欲一日見効勢必用猛厲之藥與邪相爭或用峻補之藥遏抑邪氣藥猛厲則邪氣暫伏而正亦傷藥峻補則正氣驟發而邪內陷一時似乎有效。及至藥力盡而邪復來元氣已大壞矣如病者身熱甚不散其熱而以沉寒之藥遏之腹痛甚不求其因而以香燥禦之瀉痢甚不去其積而以收斂之藥塞之之類此峻厲之法也若邪盛而投以大劑參附一時陽氣大旺病氣必潛藏自然神氣略定越一二日元氣與邪氣相併反助邪而肆其毒爲禍尤烈此峻補之法也此等害人之術奸醫以此欺人而騙財者十之五庸醫不知而效尤以害人者亦十之五爲醫者可不自省病家亦不可不察也

製藥論

製藥之法，古方甚少，而最詳于宋之雷斅，今世所傳《雷公炮炙論》是也。後世製藥之法日多一日，內中亦有至無理者，斷不可從。若其微妙之處，實有精義存焉。凡物氣厚力大者，無有不偏，偏則有利必有害。欲取其利而去其害，則用法以製之，則藥性之偏者醇矣。其製之義又各不同，或以相反爲製，或以相資爲製，或以相惡爲製，或以相畏爲製，或以相喜爲製。而製法又復不同，或製其形，或製其性，或製其味，或製其質，此皆巧于用藥之法也。古方製藥無多。其立方之法。配合氣性。如桂枝湯中用白芍。亦卽有相製之理。故不必每藥製之也。若後世好奇眩異之人必求貴重怪僻之物。其製法大費工本。以神其說。此乃好奇尚異之人造作以欺誑富貴人之法。不足凴也。惟平和而有理者。爲可從耳。

人參論

天下之害人者殺其身未必破其家破其家未必殺其身先破人之家而後殺其身者人參也夫人參用之而當實能補養元氣拯救危險然不可謂天下之死人皆能生之也其爲物氣盛而力厚不論風寒暑濕痰火鬱結皆能補塞故病人如果邪去正衰用之固宜或邪微而正亦憊或邪深而正氣怯弱不能逐之於外則於除邪藥中投之以爲驅邪之助然又必審其輕重而後用之自然有扶危定傾之功乃不察其有邪無邪是虛是實又佐以純補溫熱

之品將邪氣盡行補住輕者邪氣永不復出重者即死矣夫醫者之所以遇疾即用而病家服之死而無悔者何也蓋愚人之心皆以價貴爲良藥價賤爲劣藥而常人之情無不好補而惡攻故服參而死即使明知其誤然以爲服人參而死則醫者之力已竭而人子之心已盡此命數使然可以無恨矣若服攻削之藥而死即使用藥不悞病實難治而醫者之罪已不可勝誅矣故人參者乃醫家邀功避罪之聖藥也病家如此醫家如此而害人無窮矣更有駭者或以用人參爲冠冕或以用人參爲有力量又因其

貴重深信以爲必能挽回造化故毅然用之孰知人參一用凡病之有邪者死者即死其不死者亦終身不得愈乎其破家之故何也蓋向日之人參不過一二換多者三四換今則其價十倍其所服又非一錢二錢而止小康之家服二三兩而家已蕩然矣夫人情于死生之際何求不得寧恤破家乎醫者全不一念輕將人參立方用而不遵在父爲不慈在子爲不孝在夫婦昆弟爲忍心害理并有親戚朋友責罰痛罵即使明知無益姑以此塞責又有孝子慈父倖其或生竭力以謀之遂使貧寠之家病或稍愈一家

終身凍餒若仍不救棺殮俱無賣妻鬻子全家覆敗醫者誤治殺人可恕而逞已之意日日害人破家其惡甚于盜賊可不慎哉吾願天下之人斷不可以人參爲起死回生之藥而必服之醫者必審其病寔係純虛非參不治服必萬全然後用之又必量其家業尚可以支持不至用參之後死生無靠然後節省用之一以惜物力一以全人之命一以保人之家如此存心自然天降之福若如近日之醫殺命破家于人不知之地恐天之降禍亦在人不知之地也可不慎哉

用藥如用兵論

聖人之所以全民生也，五穀爲養，五果爲助，五畜爲益，五菜爲充，而毒藥則以之攻邪。故雖甘草、人參，誤用致害，皆毒藥之類也。古人好服食者，必生奇疾，猶之好戰勝者，必有奇殃。是故兵之設也以除暴，不得已而後興；藥之設也以攻疾，亦不得已而後用，其道仝也。故病之爲患也，小則耗精，大則傷命，隱然一敵國也。以草木偏性，攻藏府之偏勝，必能知彼知已，多方以制之，而後無喪身殞命之憂。是故傳經之邪，而先奪其未至，則所以斷敵之要道也；橫暴之疾而急保其未病則所以守我之巖疆也挾宿食而病者先除其食則敵之資糧已焚合舊疾而發者必防其併則敵之內應既絕辨經絡而無泛用之藥此之謂向導之師因寒熱而有反用之方此之謂行間之術一病而分治之則用寡可以勝衆使前後不相救而勢自衰數病而合治之則併力擣其中堅使離散無所統而衆悉潰病方進則不治其太甚固守元氣所以老其師病方衰則必窮其所之更益精銳所以擣其穴若夫虛邪之體攻不可過本和平之藥而以峻藥補之衰敝之日不可窮民力也寔邪

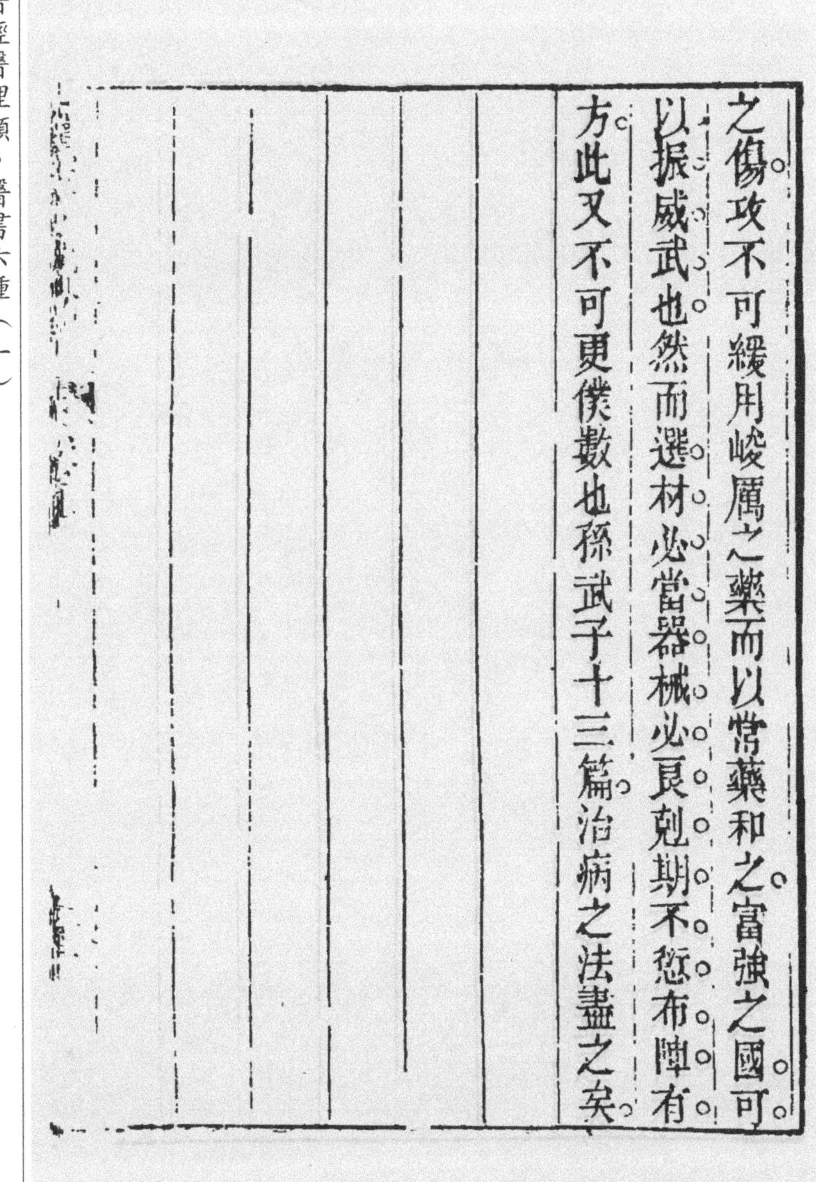

之傷。攻不可緩用峻厲之藥而以營衛和之。富強之國。可以振威武也。然而選材必當器械必良。剋期不愆布陣有方。此又不可更僕數也。孫武子十三篇。治病之法盡之矣。

卷一

方此又不可更僕數也孫真人十三篇治病之法盡之矣以脈驗證也然而選材必當精緻必真克期不效亦難行之徹夜不可輕用峻厲之藥而以甘藥和之富貴之人尤可

執方治病論

古人用藥立方先陳列病症然後云某方主之若其症少有出入則有加減之法附于方後可知方中之藥必與所現之症纖悉皆合無一味虛設乃用此方毫無通融也又有一病而云某方亦主之者其方或稍有異同或竟不同可知一病并不止一方所能治今乃病名稍似而其中之現症全然不仝乃亦以此方施治則其藥皆不對症矣并有病名雖一病形相反亦用此方則其中盡屬相反之藥矣總之欲用古方必先審病者所患之症悉與古方前所

陳列之症。皆合。更檢方中所用之藥。無一不與所現之症相合。然後施用。否則必須加減。無可加減。則另擇一方。斷不可道聽塗說。聞某方可以治某病。不論其因之異同。症之出入。而冒昧施治。雖所用悉本于古方。而害益大矣

湯藥不足盡病論

內經治病之法鍼灸爲本而佐之以砭石熨浴導引按摩酒醴等法病各有宜缺一不可蓋服藥之功入腸胃而氣四達未嘗不能行於臟腑經絡若邪在筋骨肌肉之中則病屬有形藥之氣味不能奏功也故必用針灸等法卽從病之所在調其血氣逐其風寒爲實而可據也況卽以服藥論止用湯劑亦不能盡病蓋湯者盪也其行速其質輕其力易過而不留惟病在榮衛腸胃者其效更速其餘諸病有宜丸宜散宜膏者必醫者豫備以待一時急用視其

病之所在而委曲施治，則病無遁形。故天下無難治之症，而所投輒有神效，扁鵲、倉公所謂禁方者是也。若今之醫者，祗以一煎方爲治，惟病後調理，則用滋補丸散，盡廢聖人之良法。即使用藥不誤，而與病不相入，則終難取效。故扁鵲云：人之所患，患病多；醫之所患，患道少。近日病變愈多，而醫家之道愈少，此痼疾之所以日多也。

本草古今論

本草之始仿于神農藥止三百六十品此乃開天之聖人與天地爲一體實能探造化之精窮萬物之理字字精確非若後人推測而知之者故對症施治其應若響仲景諸方之藥悉本此書藥品不多而神明變化已無病不治矣迨其後藥味日多至陶弘景倍之而爲七百二十品後世日增一日凡華夷之奇草逸品試而有效醫家皆取而用之代有成書至明李時珍增益唐慎微證類本草爲綱目考其異同辨其眞僞原其生產集諸家之說而本草更大

備此藥味由少而多之故也。至其功用，則亦後人試驗而知之，故其所治之病益廣。然皆不若神農本草之純正眞確，故宋人有云：用神農之品無不效，而弘景所增已不甚效，若後世所增之藥則尤有不足憑者。至其詮釋，大半皆視古方用此藥醫某病，則增注之；或古方治某病，其藥不止一品，而誤以方中此藥爲專治此病者有之；更有以己意推測而知者；又或偶愈一病，寔非此藥之功，而強著其效者。種種難信。至張潔古、李東垣輩，以某藥專派入某經，則更穿鑿矣。其詳在治病不必分經絡藏府篇。故論本草

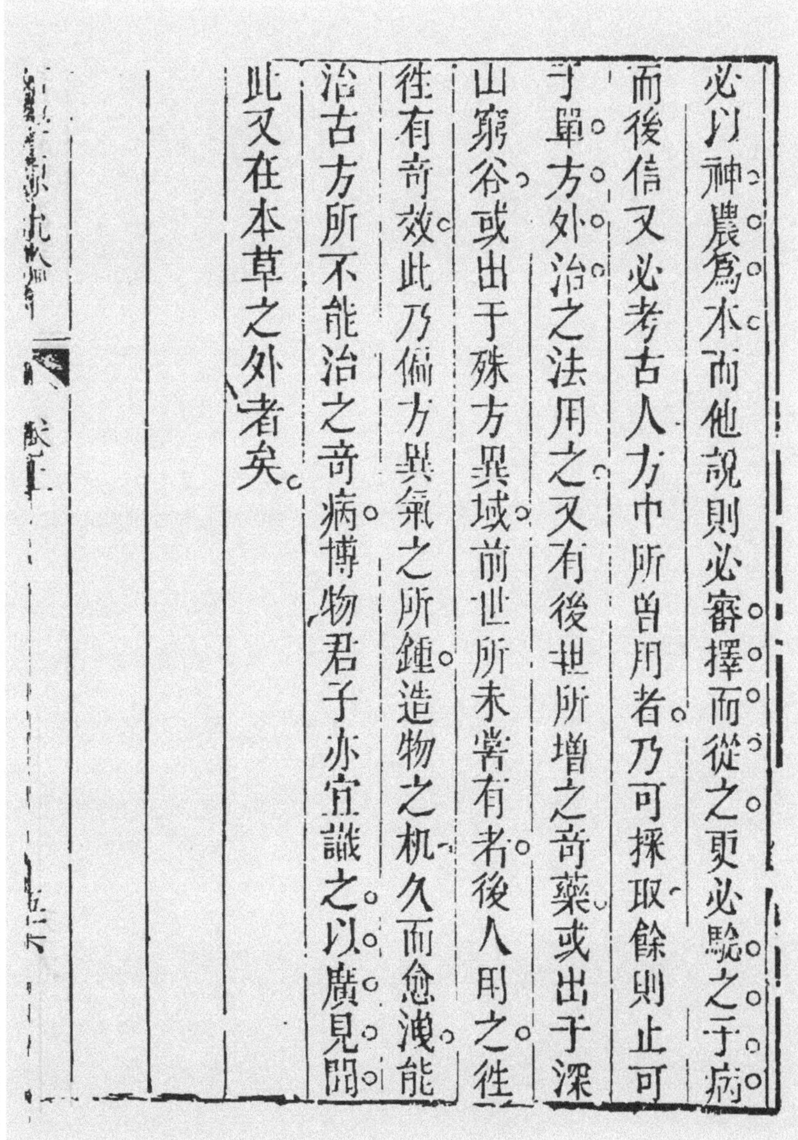

必以神農爲本而他說則必審擇而從之更必驗之于病而後信又必考古人方中所曾用者乃可採取餘則止可于單方外治之法用之又有後世所增之奇藥或出于深山窮谷或出于殊方異域前世所未嘗有者後人用之往往有奇效此乃偏方異氣之所鍾造物之機久而愈洩能治古方所不能治之奇病博物君子亦宜識之以廣見聞此又在本草之外者矣

[illegible] 卷一 五十六

藥性變遷論

古方所用之藥，當時效驗顯著，而本草載其功用鑿鑿者，今依方施用，竟有應有不應，其故何哉？蓋有數端焉：一則地氣之殊也。當時初用之始，必有所產之地，此乃其本生之土，故氣厚而力全，以後傳種他方，則地氣移而力薄矣。一則種類之異也。凡物之種類不一，古人所採，必至貴之種，後世相傳，必擇其易于繁衍者而種之，未必皆種之至貴者，物雖非僞，而種則殊矣。一則天生與人力之異也。當時所採，皆生于山谷之中，元氣未洩，故得氣獨厚，今皆人功種植既非山谷之眞氣又加灌溉之功則性平淡而薄劣矣一則名寔之訛也當時藥不市賣皆醫者自取而備之迨其後有不常用之品後人欲得而用之尋求採訪或誤以他物充之或以別種代之又肆中未備以近似者欺人取利此藥遂失其眞矣其變遷之因寔非一端藥性既殊即審病極眞處方極當奈其藥非當時之藥則效亦不可必矣今之醫者惟知定方其藥則惟病家取之肆中所以眞假莫辨雖有神醫不能以假藥治眞病也

藥性專長論

藥之治病有可解者有不可解者如性熱能治寒性燥能治濕芳香則通氣滋潤則生津此可解者也如仝一發散也而桂枝則散太陽之邪柴胡則散少陽之邪仝一滋陰也而麥冬則滋肺之陰生地則滋腎之陰仝一解毒也而雄黄則解蛇虫之毒甘草則解飲食之毒已有不可盡解者至如鱉甲之消瘧塊史君子之殺蛔虫赤小豆之消膚腫蕤仁生服不眠熟服多睡白鶴花之不腐肉而腐骨則尤不可解者此乃藥性之專長即所謂單方秘方也然人

止知不可解者之爲專長而不知常用藥之中亦各有耑長之功後人或不知之而不能用或日用而忽焉皆不能盡收藥之功效者也故醫者當廣集奇方深明藥理然後奇症當前皆有治法變化不窮當年神農著本草之時既不能睹形而即識其性又不可每藥歷試而知竟能深識其功能而所投必效豈非與造化相爲默契而非後人思慮之所能及者乎

煎藥法論

煎藥之法最宜深講藥之效不效全在乎此夫烹飪禽魚羊豕失其調度尚能損人况藥專以之治病而可不講乎其法載于古方之末者種種各殊如麻黄湯先煮麻黄去沫然後加餘藥全煎此主藥當先煎之法也而桂枝湯又不必先煎桂枝服藥後須啜熱粥以助藥力又一法也如茯苓桂枝甘草大棗湯則以甘瀾水先煎茯苓如五苓散則以白飲和服服後又當多飲煖水小建中湯則先煎五味去渣而後納飴糖大柴胡湯則煎減半去渣再煎柴胡

加龍骨牡蠣湯則煎藥成而後納大黃其煎之多寡或煎水減半或十分煎去二三分或止煎一二十沸煎藥之法不可勝數皆各有意義大都發散之藥及芳香之藥不宜多煎取其生而疏蕩補益滋膩之藥宜多煎取其熟而停蓄此其總訣也故方藥雖中病而煎法失度其藥必無效蓋病家之常服藥者或尚能依法爲之其粗魯貧苦之家安能如法制度所以病難愈也若今之醫者亦不能知之矣況病家乎

服藥法論

病之愈不愈，不但方必中病，方雖中病，而服之不得其法，則非特無功，而反有害，此不可不知也。如發散之劑，欲驅風寒出之于外，必熱服而煖覆其體，令藥氣行于榮衛，熱氣周徧，挾風寒而從汗解。若半溫而飲之，仍當風坐立，或僅寂然安卧，則藥留腸胃，不能得汗，風寒無暗消之理，而榮氣反為風藥所傷矣。通利之藥，欲其化積滯而達之于下也，必空腹頓服，使藥性鼓動，推其垢濁從大便解。若與飲食雜投，則新舊混雜，而藥氣與食物相亂，則氣性不專而食積愈頑矣故傷寒論等書服藥之法宜熱宜溫宜涼宜冷宜緩宜急宜多宜少宜早宜晚宜飽宜飢更有宜湯不宜散宜散不宜丸宜膏不宜圓其輕重大小上下表裡治法各有當此皆一定之至理深思其義必有得于心也

醫必備藥論

古之醫者所用之藥皆自備之內經云司氣備物則無遺主矣當時韓康賣藥非賣藥也即治病也韓文公進學解云牛溲馬渤敗鼓之皮俱收並蓄待用無遺醫師之良也今北方人稱醫者爲賣藥先生則醫者之自備藥可知自宋以後漸有寫方不備藥之醫其藥皆取之肆中今則舉世皆然夫賣藥者不知醫猶之可也乃行醫者竟不知藥則藥之是非真僞全然不問醫者與藥不相謀方即不誤而藥之誤多矣又古聖人之治病惟感冒之疾則以煎劑

爲主餘者皆用丸散爲多其丸散有非一時所能合者倘有急迫之疾必須丸散俟丸散合就而人已死矣又有一病止須一丸而愈合藥不可止合一丸若使病家爲一人而合一料則一丸之外皆爲無用惟醫家合之留待當用者用之不終棄也又有不常用不易得之藥儲之數年難遇一用藥肆之中因無人問則亦不備惟醫者自蓄之乃可待不時之需耳至于外科所用之煎方不過通散營衛耳若護心托毒全賴各種丸散之力其藥皆貴重難得及鍛煉之物修合非一二日之功而所費又大亦不得爲一

人止合一二丸若外治之圍藥塗藥昇藥降藥護肌腐肉止血行瘀定痛斂痒提膿呼毒生肉生皮續筋連骨又有薰蒸烙灸吊洗點湯等藥種種各異更復每症不同皆非一時所能備尤必須平時豫合乃今之醫者既不知其方亦不講其法又無資本以蓄藥料偶遇一大症內科則一煎方之外再無別方外科則膏藥之外更無餘藥即有之亦惟取極賤極易得之一二味以為應酬之具則安能使極危極險極奇極惡之症令起死回生乎故藥者醫家不可不全備者也

乩方論

世有書符請仙而求方者，其所書之方，固有極淺極陋極不典而不能治病且誤人者，亦有極高極古極奇極穩以之治病而神效者。其仙或托名呂純陽，或托名張仲景，其方亦宛然純陽、仲景之遺法。此其事甚奇，然亦有理焉。夫乩者，機也。人心之感召，無所不通。既誠心于求治，則必有能治病之鬼神應之。雖非眞純陽、仲景，必先世之明于醫理、不遇于時而死者，其精靈一時不散，遊行于天地之間，因感而至，以顯其能，而其人病適當愈，則獲遇之。此亦有其理也。其方未必盡效，然皆必有意義，反不若世之時醫用相反之藥以害人。惟决死生之處不肯鑿鑿言之，此則天机不輕泄之故也。至于不逼不與之方，則必持乩之術不工，或病家之心不誠，非眞乩方也。

熱藥誤人最烈論

凡藥之誤人，雖不中病，非與病相反者，不能殺人。卽與病相反，藥性平和者，不能殺人。與病相反，性又不平和，而用藥甚輕，不能殺人。性旣相反，藥劑又重，其方中有幾味中病者，或有幾味能解此藥性者，亦不能殺人。兼此數害，或其人病甚輕，或其人精力壯盛，亦不能殺人。葢誤藥殺人如此之難也。所以世之醫者，大半皆誤，亦不見其日殺數人也。卽使殺之，乃輾轉因循，以至于死，死者不覺也。其有幸而不死，或漸自愈者，反指所誤用之藥以爲此方之功效。又轉以之誤治他人矣。所以終身誤人而不自知其咎也。惟大熱大燥之藥。則殺人爲最烈。蓋熱性之藥往往有毒。又陽性急暴。一入藏府。則血湧氣升。若其人之陰氣本虛。或當天時酷暑。或其人傷暑傷熱。一投熱劑。兩火相爭。目赤便閉。舌燥齒乾。口渴心煩。肌裂神躁。種種惡候一時俱發。醫者及病家俱不察。或云更宜引火歸元。或云此是陰症。當加重其熱藥。而佐以大補之品。其人七竅皆血。呼號宛轉。狀如服毒而死。病家全不以爲咎。醫者亦洋洋自得。以爲病勢當然。總之愚人喜服補熱。雖死不悔。我目中

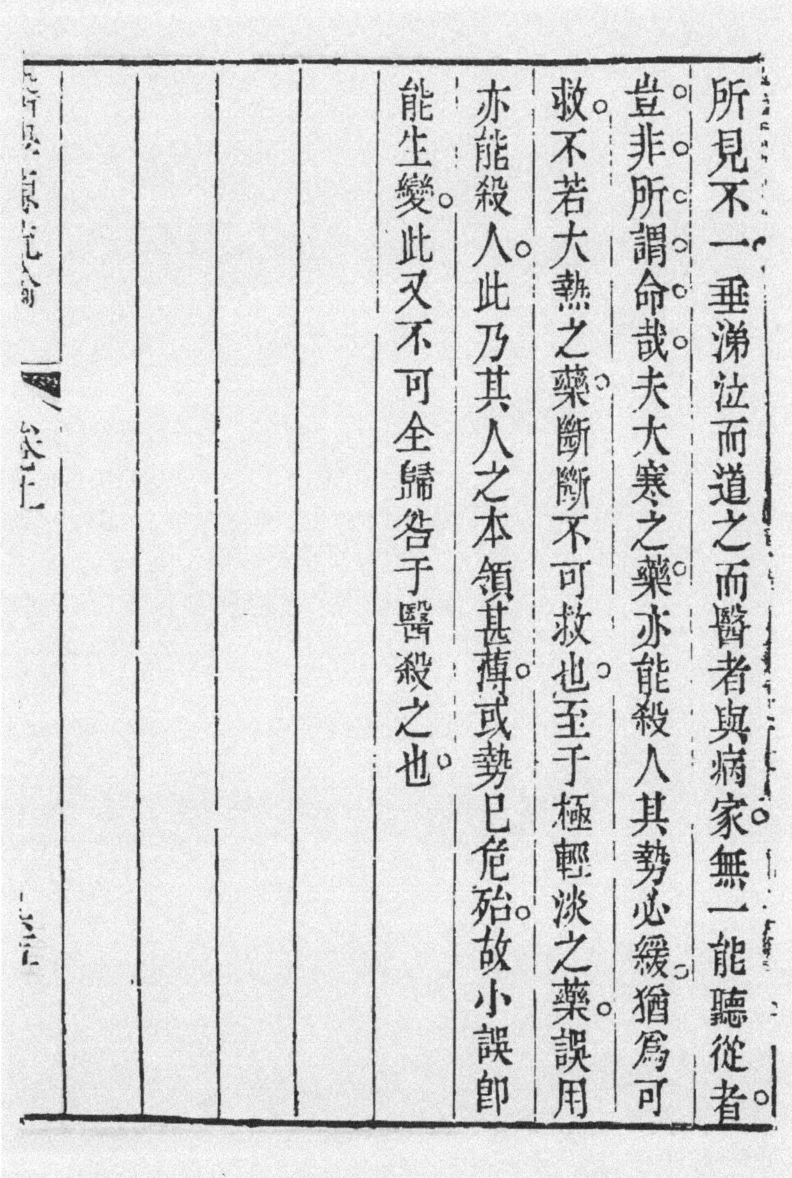

所見不一垂涕泣而道之而醫者與病家無一能聽從者豈非所謂命哉夫大寒之藥亦能殺人其勢必緩猶爲可救不若大熱之藥斷斷不可救也至于極輕淡之藥誤用亦能殺人此乃其人之本領甚薄或勢已危殆故小誤即能生變此又不可全歸咎于醫殺之也

薄貼論

今所用之膏藥，古人謂之薄貼。其用大端有二：一以治表，一以治裏。治表者，如呼膿去腐，止痛生肌，并摭風護肉之類，其膏宜輕薄而日換，此理人所易知。治裏者，或驅風寒，或和氣血，或消痰痞，或壯筋骨，其方甚多，藥亦隨病加減，其膏宜重厚而久貼，此理人所難知，何也？蓋人之疾病，由外以入內，其流行于經絡藏府者，必服藥乃能驅之。若其病既有定所，在于皮膚筋骨之間，可按而得者，用膏貼之，閉塞其氣，使藥性從毛空而入其腠理，通經貫絡，或提而出之或攻而散之藪之服藥尤有力此至妙之法也故凡病之氣聚血結而有形者薄貼之法爲良但製膏之法取藥必眞心志必誠火候必到方能有效否則不能奏功至于敷熨吊搨種種雜法義亦相同在善醫者通變之而已

貌似古方欺人論

古聖人之立方不過四五味而止其審藥性至精至當其察病情至眞至確方中所用之藥必準對其病而無毫髮之差無一味泛用之藥且能以一藥兼治數症故其藥味雖少而無症不該後世之人果能審其人之病與古方所治之病無少異則全用古方治之無不立效其如天下之風氣各殊人之氣禀各異則不得不依古人所製主病之方畧爲增減則藥味增矣又或病同而症甚雜未免欲首顧則隨症增一二味而藥又增矣故後世之方藥味增多

非其好爲雜亂也乃學不如古人不能以一藥該數症故變簡而爲繁耳此猶不失周詳之意且古方之設原有加減之法病症襍出亦有多品之劑藥味至十餘種自唐以後之方用藥漸多皆此義也乃近世之醫動云效法漢方藥止四五味其四五味之藥有用浮泛輕淡之品者雖不中病猶無大害若趨時之輩竟以人參附子乾姜蒼术鹿茸熟地等峻補辛熱之品不論傷寒暑濕惟此數種論流轉換以成一方種種與病相反每試必殺人毫不自悔既不辨病又不審藥性更不記方書以爲此乃誤人之法嗚

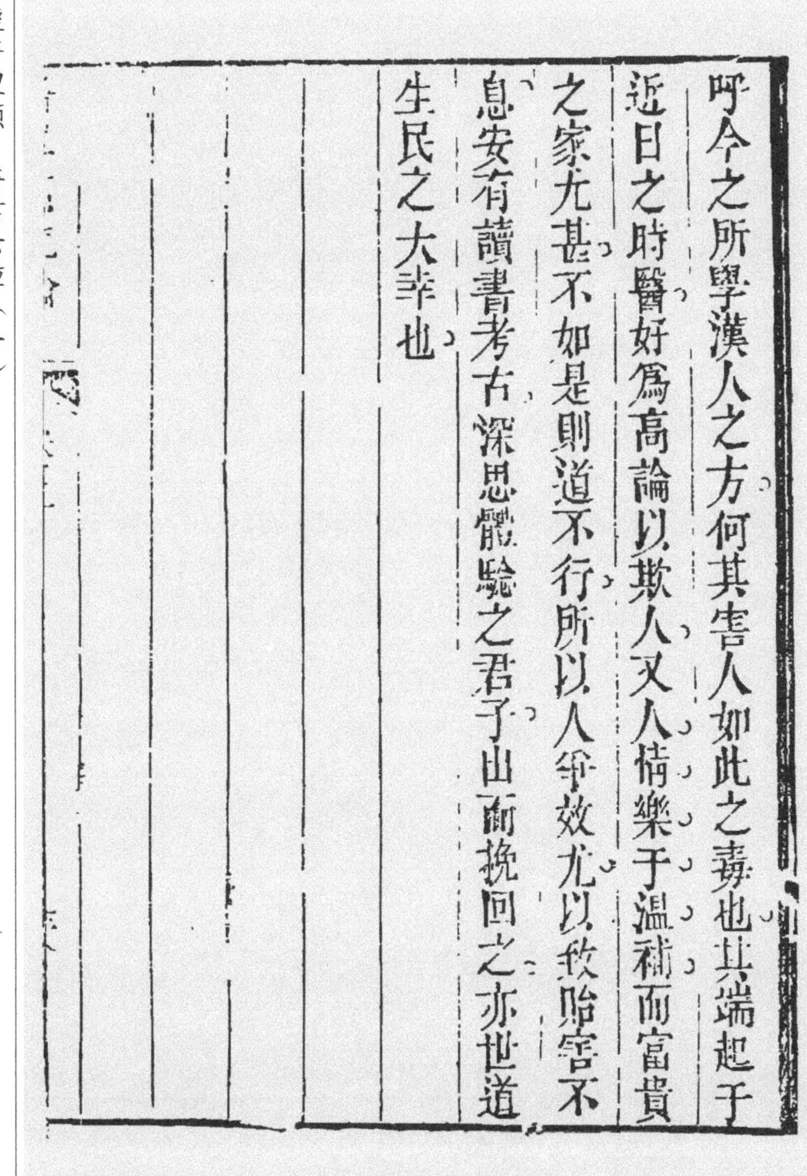

呼今之所學漢人之方何其害人如此之毒也其端起于近日之時醫好爲高論以欺人又人情樂于溫補而富貴之家尤甚不如是則道不行所以人爭效尤以致貽害不息安有讀書考古深思體驗之君子出而挽回之亦世道生民之大幸也

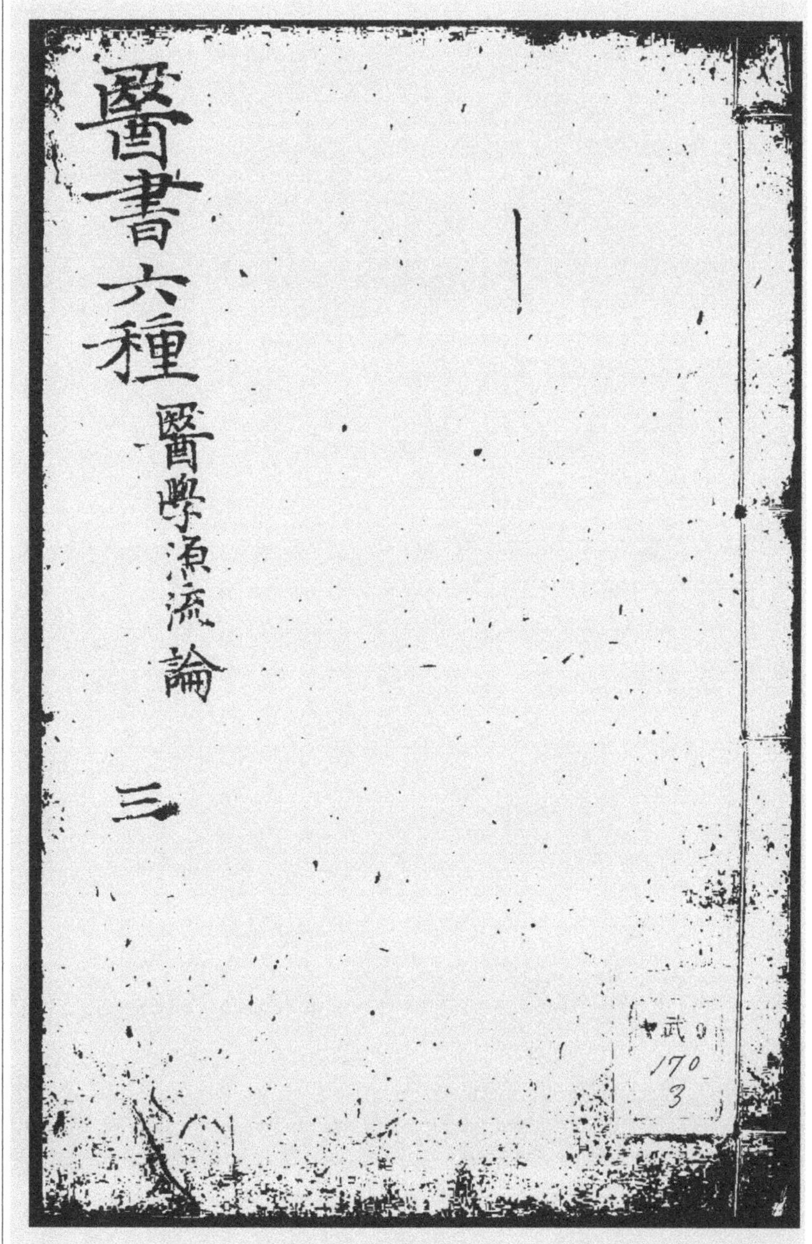
醫書六種
醫學源流論
三

醫學源流論下卷目錄

治法

書論附科

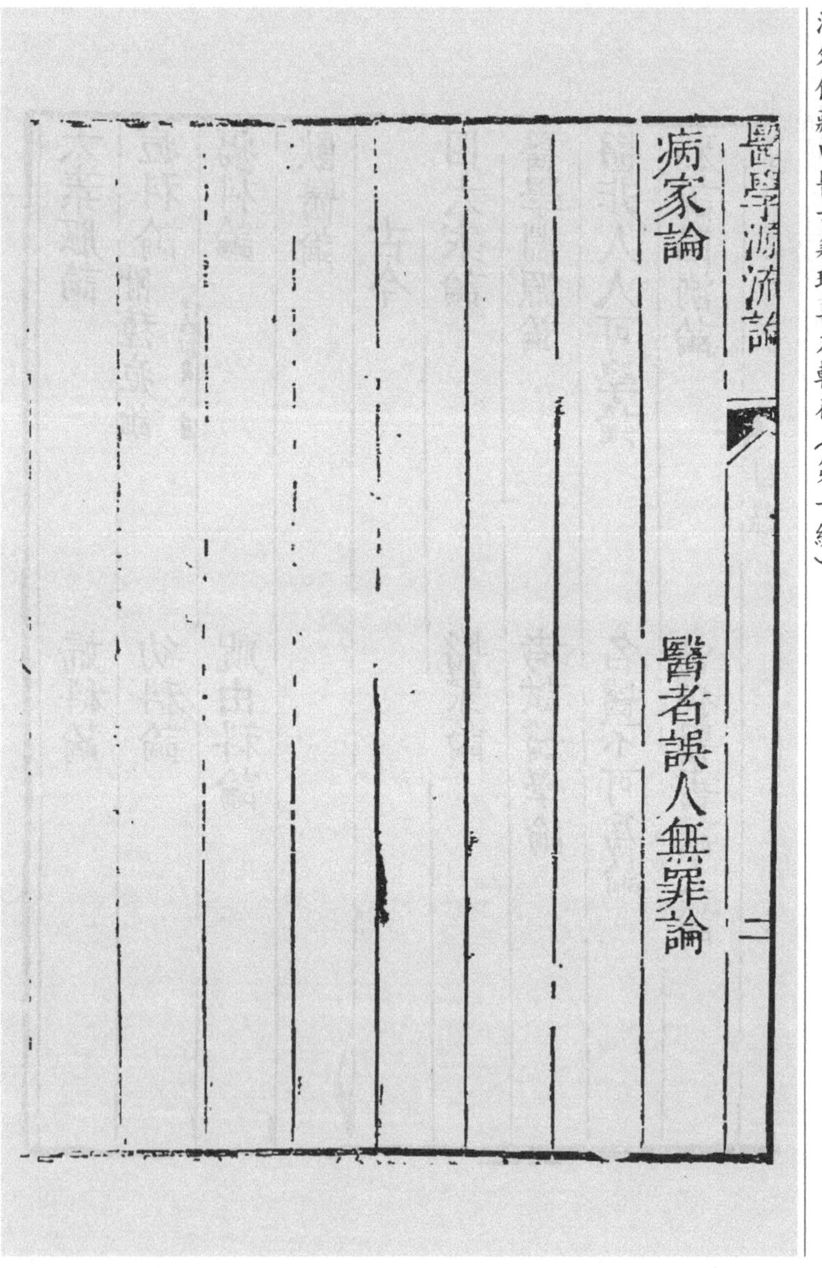

醫學源流論卷下

吳江徐靈胎洄溪著　男　爔問和校

司天運氣論

邪說之外有欺人之學有耳食之學何謂欺人之學好爲高談奇論以駭人聽聞或勦襲前人之語以示淵博彼亦自知其爲全然不解但量他人亦莫之能深考也此爲欺人之學何謂耳食之學或竊聽他人之說或偶閱先古之書略記數語自信爲已得其秘大言不慚以此動衆所謂道聽塗說是也如近人所談司天運氣之類是矣彼所謂

司天運氣者以爲何氣司天則是年民當何病假如厥陰司天風氣主之則是年之病皆當作風治此等議論所謂耳食也蓋司天運氣之說黄帝不過言天人相應之理如此其應驗先候于脉凡遇少陰司天則兩手寸口不應厥陰司天則右寸不應太陰司天則左寸不應若在泉則尺脉不應亦如之若脉不當其位則病相反者死此診脉之一法也至于病則必觀是年歲氣勝與不勝如厥陰司天風淫所勝民病心痛脇滿等症倘是年風淫雖勝而民另生他病則不得亦指爲風淫之病也若是年風淫不勝則

又不當從風治矣。經又云：相火之下，水氣乘之；水位之下，火氣承之。五氣之勝皆然。此乃亢則害，承乃制之理。卽使果勝，亦有相尅者乘之，更與司天之氣相反矣。又云：初氣終三氣，天氣主之，勝之常也；四氣盡終氣，地氣主之，復之常也。有勝則復，無勝則否。則歲半以前屬司天，歲半以後又屬在泉，其中又有勝不勝之殊，其病更無定矣。又云：厥陰司天，左少陰，右太陽，謂之左間右間。六氣皆有左右間，每間主六十日，是一歲之中，復有六氣循環作主矣。其外又有南政北政之反其位，天符歲會三合之不齊，太過不及之異氣欲辨明分晰終年不能盡其蘊當時聖人不過言天地之氣運行旋轉如此耳至于人之得病則豈能一一與之盡合一歲之中不許有一人生他病乎故內經治歲氣勝復亦不分所以得病之因總之見病治病如風淫于內則治以辛涼六氣皆有簡便易守之法又云治諸勝復寒者熱之熱者寒之溫者清之清者溫之無問其數以平爲期何等劃一凡運氣之道言其深者聖人有所不能知及施之實用則平正通達人人易曉但不若今之醫者所云何氣司天則生何病正與內經圓機活法相背耳

醫道通治道論

治身猶治天下也。天下之亂。有由乎天者。有由乎人者。由乎天者。如夏商水旱之災是也。由乎人者。如歷代季世之變是也。而人之病。有由乎先天者。有由乎後天者。由乎先天者。其人生而虛弱柔脆是也。由乎後天者。六淫之害。七情之感是也。先天之病。非其人之善養與服大藥。不能免於夭折。猶之天生之亂。非大聖大賢不能平也。後天之病乃風寒暑濕燥火之疾。所謂外患也。喜怒憂思悲驚恐之害。所謂內憂也。治外患者以攻勝。四郊不靖。而選將出師速驅除之可也臨辟雍而講禮樂則敵在門矣故邪氣未盡而輕用補者使邪氣內入而亡治內傷者以養勝綱紀不正而崇儒講道徐化導之可也若任刑罰而嚴誅戮則禍益深矣故正氣不足而輕用攻者使其正氣消盡而亡然而大盛之世不無玩民故刑罰不廢則補中之攻也然使以小寇而遽起戎兵是擾民矣故補中之攻不可過也征誅之年亦修內政故教養不弛則攻中之補也然以戎首而稍存姑息則養寇矣故攻中之補不可誤也天下大事以天下全力爲之則事不墮天下小事以一人從容處

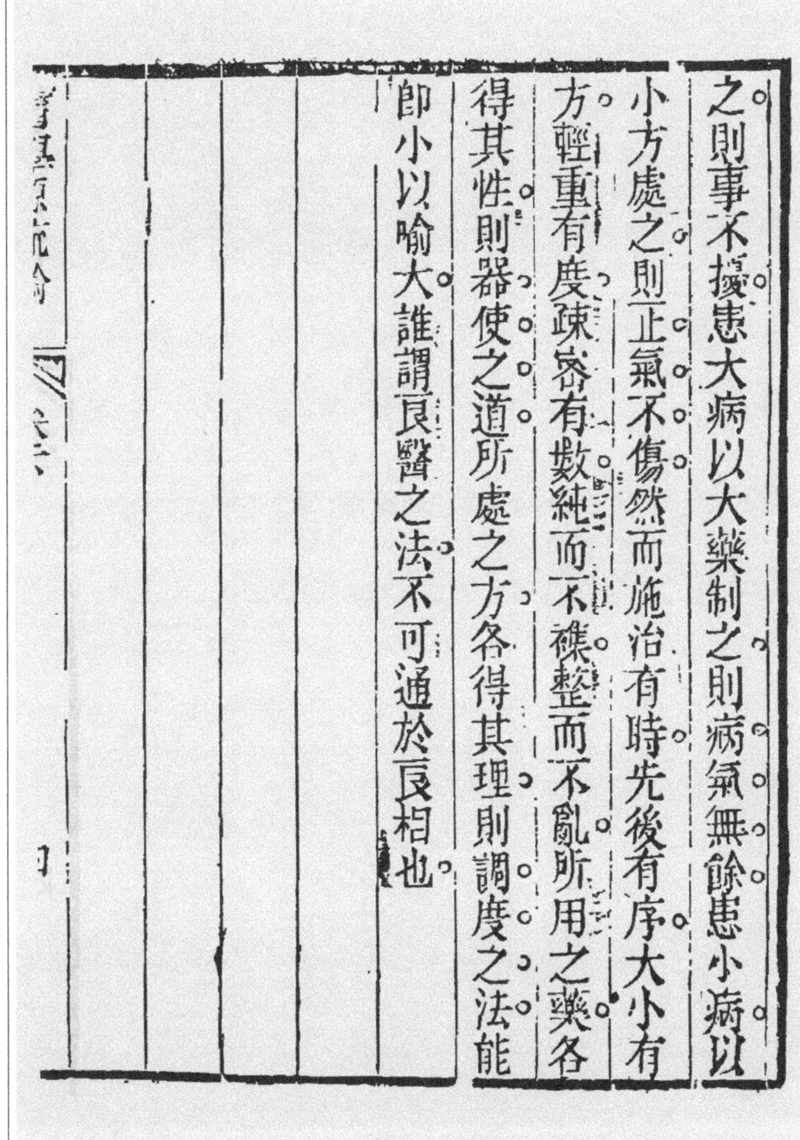
之則事不擾患大病以大藥制之則病氣無餘患小病以小方處之則正氣不傷然而施治有時先後有序大小有方輕重有度疎密有數純而不雜整而不亂所用之藥各得其性則器使之道所處之方各得其理則調度之法能即小以喻大誰謂良醫之法不可通於良相也

五方異治論

人禀天地之氣以生故其氣體隨地不同西北之人氣深而厚凡受風寒難于透出宜用疏通重劑東南之人氣浮而薄凡遇風寒易于疏洩宜用疏通輕劑又西北地寒當用溫熱之藥然或有邪蘊于中而內反甚熱則用辛寒為宜東南地溫當用清凉之品然或有氣隨邪散則易于亡陽又當用辛溫為宜至交廣之地則汗出無度亡陽尤易附桂為常用之品若中州之卑濕山陝之高燥皆當隨地制宜故入其境必問水土風俗而細調之不但各府各别

即一縣之中風氣亦有迥殊者并有所產之物所出之泉皆能致病土人皆有極效之方皆宜詳審訪察若恃已之能執已之見治竟無功反爲土人所笑矣

湖州長興縣有合溪小兒飲此水則腹中生痞土人治法用線掛頭以兩頭按乳頭上剪斷即將此線掛轉將兩頭向背脊上一併撮齊線頭盡處將墨點記脊上用艾灸之或三壯或七壯即消永不再發服藥無效

病隨國運論

天地之氣運數百年一更易，而國家之氣運亦應之。上古無論，即以近代言，如宋之末造，中原失陷，主弱臣弛，張潔古、李東垣輩立方，皆以補中宮、健脾胃、用剛燥扶陽之藥爲主，局方亦然。至於明季，主暗臣專，膏澤不下於民，故丹溪以下諸醫皆以補陰益下爲主。至我

本朝，運當極隆之會，

聖聖相承，大權獨攬，朝綱整肅，惠澤旁流，此陽盛于上之明徵也。又冠飾朱纓，口燔烟草，五行惟火獨旺，故其爲病

皆屬盛陽上越之症數十年前雲間老醫知此義者往往專以芩連知柏挽回誤投溫補之人應手奇效此實是與運氣相符近人不知此理非惟不能隨症施治并執寧過溫熱毋過寒冷之說偏於溫熱又多矯枉過正之論如中暑一症或有伏陰在內者當用大順散理中湯此乃千中之一今則不論何人凡屬中暑皆用理中等湯我目覩七竅皆裂而死者不可勝數至于託言祖述東垣用蒼朮等燥藥者舉國皆然此等惡習皆由不知天時國運之理誤引舊說以害人也故古人云不知天地人者不可以為醫

針灸失傳論

靈素兩經其詳論藏府經穴疾病等說爲針法言者十之七八爲方藥言者十之二三上古之重針法如此然針道難而方藥易病者亦樂于服藥而苦于針所以後世方藥盛行而針法不講今之爲針者其顯然之失有十而精微尙不與焉兩經所言十二經之出入起止淺深左右交錯不齊其穴隨經上下亦參差無定今人祇執同身寸依左右一直豎量並不依經曲折則經非經而穴非穴此一失也兩經治病云某病取某穴者固多其餘則指經而不指

穴如靈樞終始篇云人迎一盛寫足少陽補足太陰厥病篇云厥頭痛或取足陽明太陰或取手少陽足少陰耳聾取手陽明嗌乾取足少陰皆不言某穴其中又有瀉子補母等義今則每病指定幾穴此二失也兩經論治井營輸經合最重冬刺井春刺營夏刺輸長夏刺經秋刺合凡只言某經而不言某穴者大都皆指井營五者為言今則皆不講矣此三失也補瀉之法內經云吸則內針無令氣忤靜以久留無令邪布吸則轉針以得氣為故候呼引針呼盡乃去大氣皆出為瀉呼盡內針靜以久留以氣至為故候

吸引針氣不得出各在其處推闔其門令神氣存大氣留止爲補又必迎其經氣疾內而徐出不按其痏爲瀉隨其經氣徐內而疾出即按其痏爲補其法多端今則轉針之時以大指推出爲瀉搓入爲補此四失也納針之後必候其氣刺實者陰氣隆至乃去針刺虛者陽氣隆至乃出針氣不至無問其數氣至即去之勿復針難經云先以左手壓按所針之處彈而努之爪而下之其氣來如動脉之狀順而刺之得氣因而推內之是謂補動而伸之是謂瀉今則時時轉動俟針下寬轉而後出針不問氣之至與不至

此五失也凡針之深淺隨時不同春氣在毛夏氣在皮膚秋氣在肌肉冬氣在筋骨故春夏刺淺秋冬刺深反此有害今則不論四時分寸各有定數此六失也古之用針凡瘧疾傷寒寒熱咳嗽一切藏府七竅等病無所不治今則止治經脉形體痿痺屈伸等病而已此七失也古人刺法取血甚多靈樞血絡論言之最詳而頭痛腰痛尤必大瀉其血凡血絡有邪者必盡去之若血射出而黑必令變色見赤血而止否則病不除而反有害今人則偶爾見血病者醫者已惶恐失據病何由除此八失也內經刺法有九

變十二節九變者輸刺遠道刺經刺絡刺分刺大寫刺毛刺巨刺焠刺十二節者偶刺報刺恢刺齊刺揚刺直針刺輸刺短刺浮刺陰刺傍刺贊刺以上二十一法視病所宜不可更易一法不備則一病不愈今則祗直刺一法此九失也古之針制有九鑱針員針鍉針鋒針鈹針員利針毫針長針大針亦隨病所宜而用一失其制則病不應今則大者如員針小者如毫針而已豈能治痼疾暴氣此十失也其大端之失已如此而其尤要者更在神志專一手法精嚴經云神在秋毫屬意病者審視血脉刺之無殆又云

經氣已至，慎守勿失，深淺在志，遠近若一，如臨深淵，手如握虎，神無營于衆物。又云：伏如橫弩，起如發機。其專精敏妙如此。今之醫者，隨手下針，漫不經意，卽使針法如古，志不凝而機不達，猶恐無效，况乎全與古法相背乎？其外更有先後之序，迎隨之異，貴賤之殊，勞逸之分，肥瘦之度，多少之數，更僕難窮。果能潛心體察，以合聖度，必有神功。其如人之畏難就易，盡違古法，所以世之視針甚輕，而其術亦不甚行也。若灸之一法，則較之針所治之病，不過十之一二，知針之理，則灸又易易耳。

水病針法論

凡刺之法不過補瀉經絡祛邪納氣而已其取穴甚少惟水病風水膚脹必刺五十七穴又云皮膚之血盡取之何也蓋水旺必剋脾土脾土衰則徧身皮肉皆腫不特一經之中有水氣矣若僅刺一經則一經所過之地水自漸消而他經之水不消則四面會聚并一經已瀉之水亦仍滿矣故必周身腫滿之處皆刺而瀉之然後其水不復聚耳此五十七穴者皆藏之陰絡水之所客也此與大禹治洪水之法同蓋洪水泛濫必有江淮河濟各引其所近之衆

流以入海必不能使天下之水祗歸一河以入海也又出水之後更必調其飲食經云方飲無食方食無飲欲使飲食異居則水不從食以至于脾土受濕之處也無食他食百三十五日此症之難愈如此余往時治此病輕者多愈重者必復脹蓋由五十七穴未能全刺而病人亦不能守戒一百三十五日也此等大症少違法度即無愈理可不慎哉

出奇制病論

病有經有緯有常有變有純有雜有正有反有整有亂并有從古醫書所無之病歷來無治法者而其病又實可愈既無陳法可守是必熟尋內經難經等書審其經絡藏府受病之處及七情六氣相感之因與夫內外分合氣血聚散之形必有鑿鑿可徵者而後立爲治法或先或後或併或分或上或下或前或後取藥極當立方極正而寓以巧思奇法深入病機不使扞格如庖丁之解牛雖筋骨關節之間亦游刃有餘然後天下之病千緒萬端而我之設法

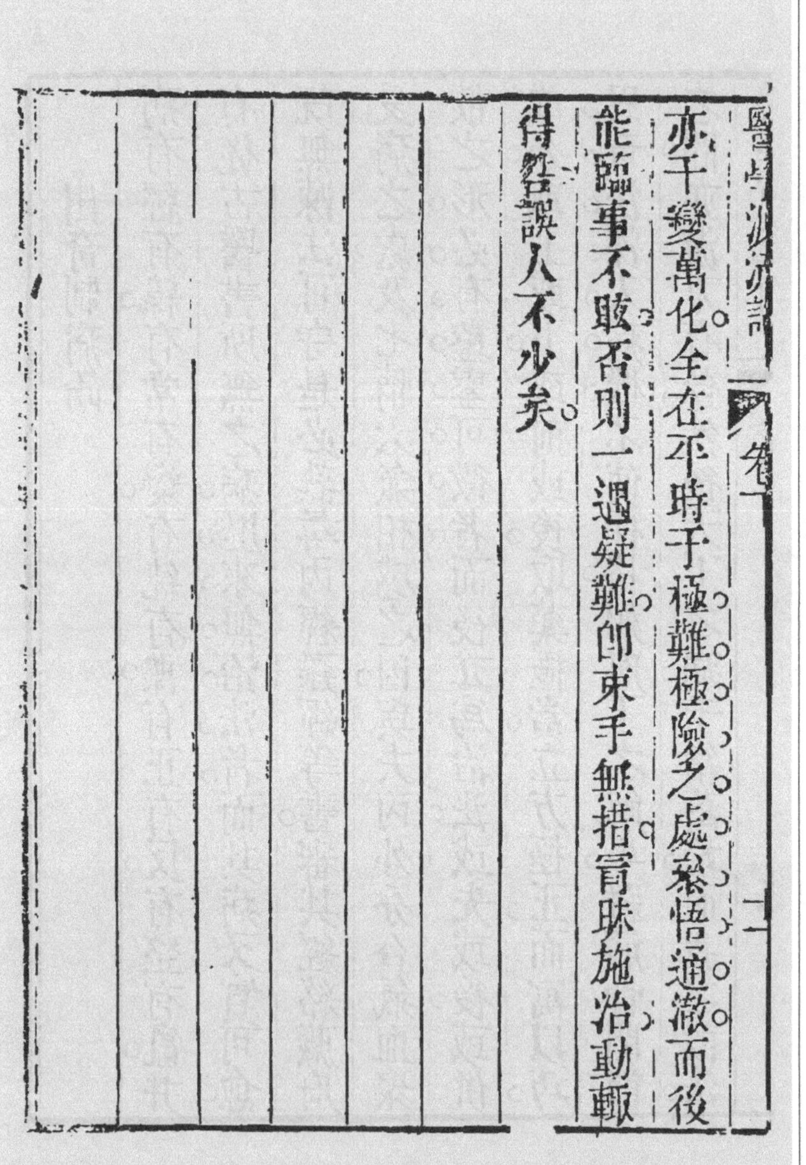

醫學源流　卷一　二

亦千變萬化，全在平時于極難極險之處參悟通徹，而後能臨事不眩。否則一遇疑難，即束手無措，冒昧施治，動輒得咎，誤人不少矣。

治病緩急論

病有當急治者，有不當急治者。外感之邪猛悍剽疾，內犯藏府，則元氣受傷，無以托疾于外，必乘其方起之時，邪入尚淺，與氣血不相亂，急驅而出之於外，則易而且速。若俟邪氣已深，與氣血相亂，然後施治，則元氣大傷。此當急治者也。若夫病機未定，無所歸著，急用峻攻，則邪氣益橫。如人之傷食，方在胃中，則必先用化食之藥，使其食漸消，由中焦而達下焦，變成渣穢而出，自然漸愈。若即以硝黃峻藥下之，則食尚在上焦，即使隨藥而下，乃皆未化之物，腸胃中脂膜與之全下而人已大疲病必生變此不當急治者也以此類推餘病可知至于虛人與老少之疾尤宜分別調護使其元氣漸轉則正復而邪退醫者不明此理而求速效則補其所不當補攻其所不當攻所服之藥不驗又轉求他法無非誅伐無過至當愈之時其人已爲藥所傷而不能與天地之生氣相應矣故雖有良藥用之非時反能致害緩急之理可不講哉

治病分合論

一病而當分治者如痢疾腹痛脹滿則或先治脹滿或先治腹痛卽脹滿之中亦不同或因食或因氣或先治食或先治氣腹痛之中亦不同或因積或因寒或先去積或先散寒種種不同皆當視其輕重而審察之以此類推則分治之法可知矣有當合治者如寒熱腹痛頭疼泄瀉厥冒胸滿內外上下無一不病則當求其因何而起先于諸症中擇最甚者爲主而其餘症每症加專治之藥一二味以成方則一劑而諸症皆備以此類推則合治之法可知矣

藥亦有分合焉。有一病而合數藥以治之者，閱古聖人製方之法自知。有數病而一藥治之者，閱本草之主治自知。爲醫者無一病不窮究其因，無一方不洞悉其理，無一藥不精通其性，庶幾可以自信而不枉殺人矣。

發汗不用燥藥論

驅邪之法惟發表攻裏二端而已發表所以開其毛孔令邪從汗出也當用至輕至淡芳香清冽之品使邪氣緩緩從皮毛透出無犯中焦無傷津液仲景麻黄桂枝等湯是也然猶恐其營中陰氣爲風火所爍而銷耗於內不能滋潤和澤以托邪於外於是又啜薄粥以助胃氣以益津液此服桂枝湯之良法凡發汗之方皆可類推汗之必資於津液如此後世不知凡用發汗之方每專用厚朴葛根羌活白芷蒼术豆蔻等溫燥之藥即使其人津液不虧內既

爲風火所熬又復爲燥藥所爍則汗從何生汗不能生則邪無所附而出不但不出邪氣反爲燥藥鼓動益復橫肆與正氣相亂邪火四布津液益傷而舌焦唇乾便閉目赤種種火象自生則身愈熱神漸昏惡症百出若再發汗則陽火盛極動其真陰腎水來救元陽從之大汗上泄亡陽之危症生矣輕者亦成痙症遂屬壞病難治故用燥藥發汗而殺人者不知凡幾也此其端開於李東垣其所著書立方皆治濕邪之法與傷寒雜感無涉而後人宗其說以治一切外感之症其害至今益甚况治濕邪之法亦以淡

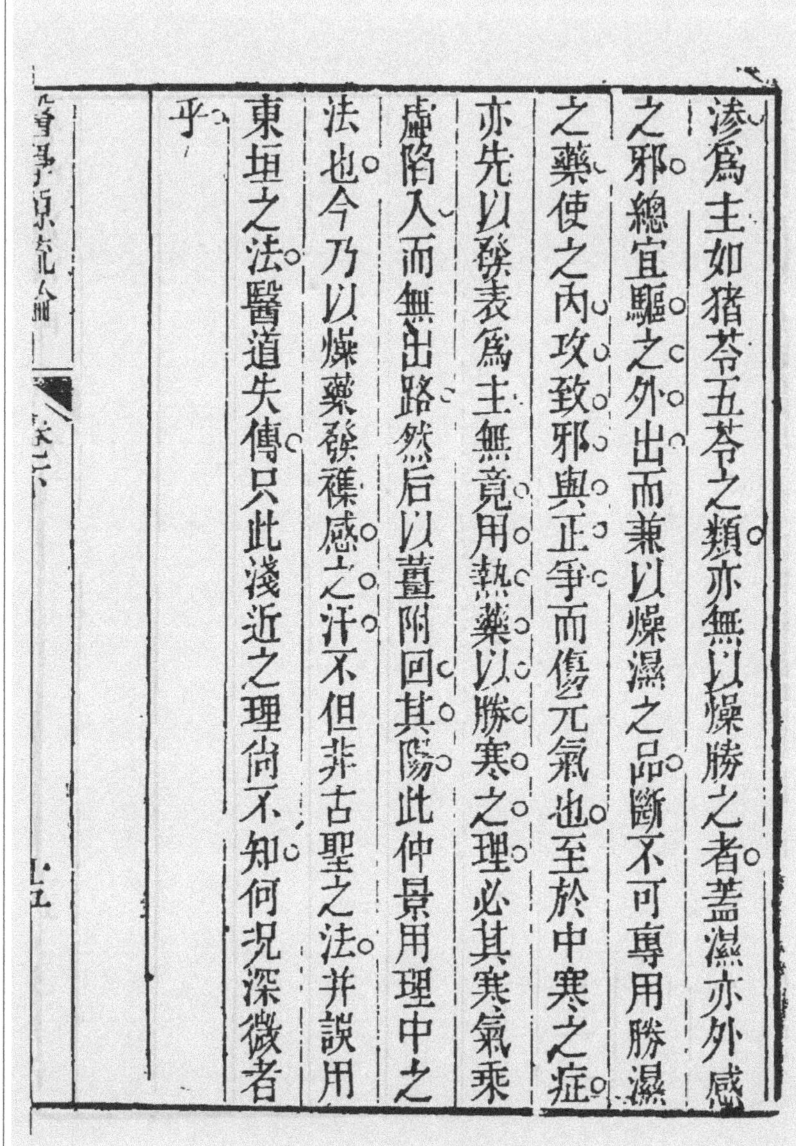

滲為主，如豬苓、五苓之類，亦無以燥勝之者。蓋濕亦外感之邪，總宜驅之外出，而兼以燥濕之品，斷不可專用勝濕之藥，使之內攻，致邪與正爭，而傷元氣也。至於中寒之症，亦先以發表為主，無竟用熱藥以勝寒之理。必其寒氣乘虛陷入而無出路，然后以薑附回其陽，此仲景用理中之法也。今乃以燥藥發襍感之汗，不但非古聖之法，并誤用東垣之法。醫道失傳，只此淺近之理尚不知，何況深微者乎。

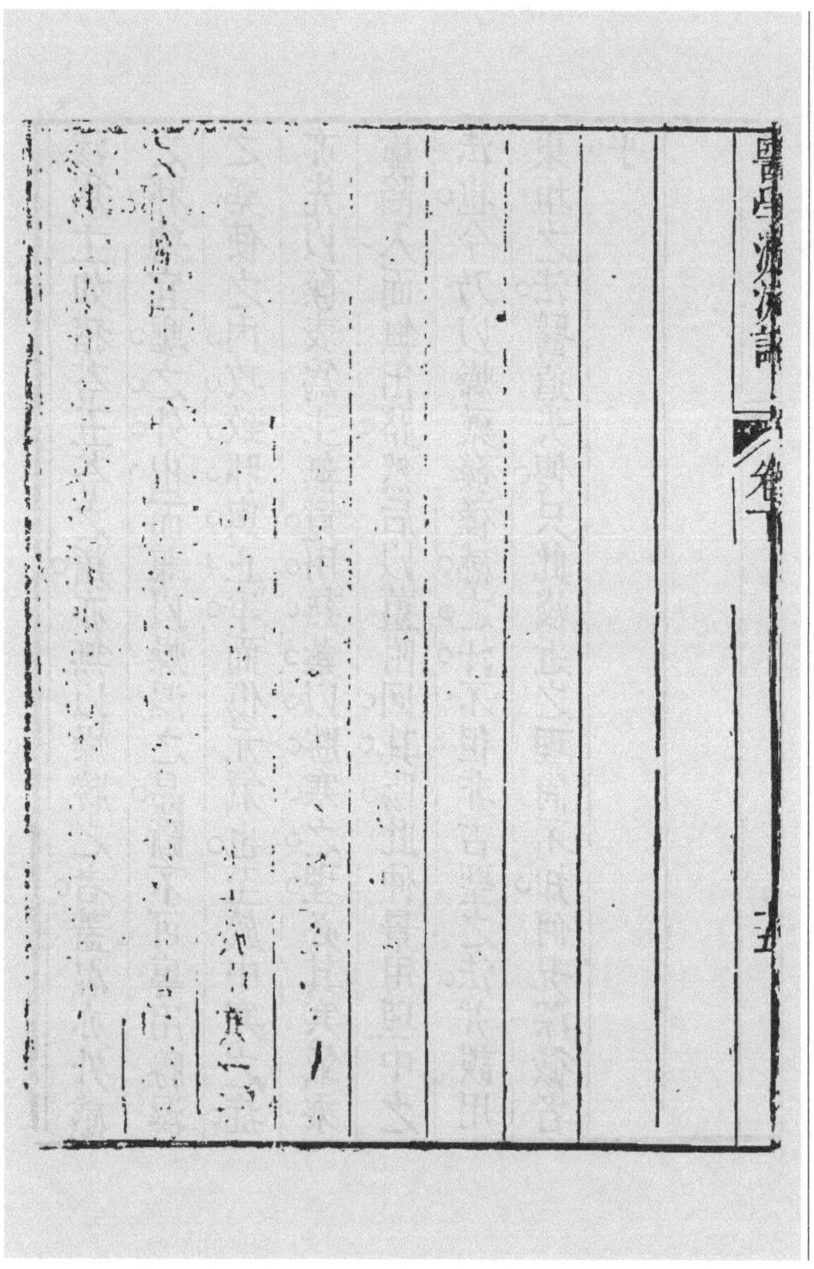

病不可輕汗論

治病之法不外汗下二端而已下之害人其危立見故醫者病者皆不敢輕投至于汗多亡陽而死者十有二三雖死而人不覺也何則凡人患風寒之疾必相戒以爲寧暖無涼病者亦重加覆護醫者亦云服藥必須汗出而解故病人之求得汗人人以爲當然也秋冬之時過暖尚無大害至于盛夏初秋天時暑燥衛氣開而易泄更加閉戸重衾復投發散之劑必至大汗不止而陽亡矣又外感之疾汗未出之時必煩悶惡熱及汗大出之後衛氣盡泄必陽

衰而畏寒始之暖覆猶屬勉强至此時雖欲不覆而不能愈覆愈汗愈汗愈寒直至汗出如油手足厥冷而病不可爲矣其死也神氣甚清亦無痛苦病者醫者及旁觀之人皆不解其何故而忽死惟有相顧噩然而已我見甚多不可不察也總之有病之人不可過凉亦不宜太暖無事不可令汗出惟服藥之時宜令小汗仲景服桂枝湯法云服湯已溫覆令微似汗不可如水淋漓此其法也至于亡陽未劇尤可挽回傷寒論中真武理中四逆等法可考若已脫盡無可補救矣又盛暑之時病者或居樓上或卧近窗

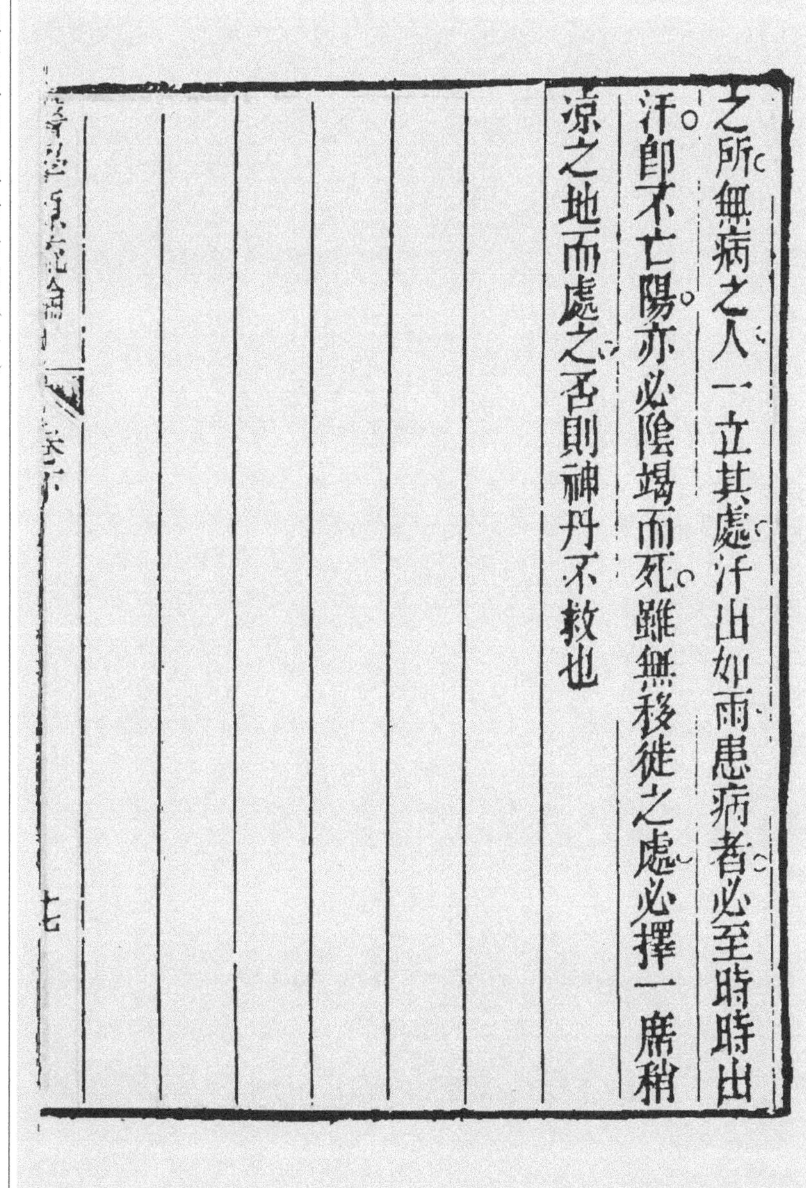

之所無病之人一立其處汗出如雨患病者必至時時出汗即不亡陽亦必陰竭而死雖無移徙之處必擇一席稍涼之地而處之否則神丹不救也

傷風難治論

凡人偶感風寒頭痛發熱咳嗽涕出俗語謂之傷風非傷寒論中所云之傷風乃時行之雜感也人皆忽之不知此乃至難治之疾生死之所關也蓋傷風之疾由皮毛以入于肺肺爲嬌藏寒熱皆所不宜太寒則邪氣凝而不出太熱則火爍金而動血太潤則生痰飲太燥則耗精液太洩則汗出而陽虛太澀則氣閉而邪結并有視爲微疾不避風寒不慎飲食經年累月病機日深或成血症或成肺痿或成哮喘或成怯弱比比皆然誤治之害不可勝數諺云

傷風不醒變成勞至言也然則治之何如一驅風蘇葉荊芥之類二消痰半夏象貝之類三降氣蘇子前胡之類四和營衛桂枝白芍之類五潤津液蔞仁元參之類六養血當歸阿膠之類七清火黄芩山支之類八理肺桑皮大力子之類八者隨其症之輕重而加減之更加以避風寒戒辛酸則庶幾漸愈否則必成大病醫者又加以升提辛燥之品如桔梗乾姜之類不效即加以酸收如五味子之類則必見血既見血隨用熟地麥冬以實其肺即成勞而死四十年以來我見以千計矣傷哉

攻補寒熱仝用論

虛症宜補實症宜瀉盡人而知之者然或人虛而症實如弱體之人冒風傷食之類或人實而症虛如强壯之人勞倦亡陽之類或有人本不虛而邪深難出又有人已極虛而外邪尚伏種種不仝若純用補則邪氣益固純用攻則正氣隨脫此病未愈彼病益深古方所以有攻補仝用之法疑之者曰兩藥異性一水仝煎使其相制則攻者不攻補者不補不如勿服若或兩藥不相制分途而往則或反補其所當攻攻其所當補則不惟無益而反有害是不可

不慮也此正不然蓋藥之性各盡其能攻者必攻强補者必補弱猶掘坎於地水從高處流下必先盈坎而後進必不反向高處流也如大黄與人參全用大黄自能逐去堅積決不反傷正氣人參自能充益正氣決不反補邪氣蓋古人製方之法分經别藏有神明之道焉如瘧疾之小柴胡湯瘧之寒熱往來乃邪在少陽木邪侮土中宫無主故寒熱無定於是用柴胡以驅少陽之邪柴胡必不犯脾胃用人參以健中宫之氣人參必不入肝膽則少陽之邪自去而中土之氣自旺二藥各歸本經也如桂枝湯桂枝走

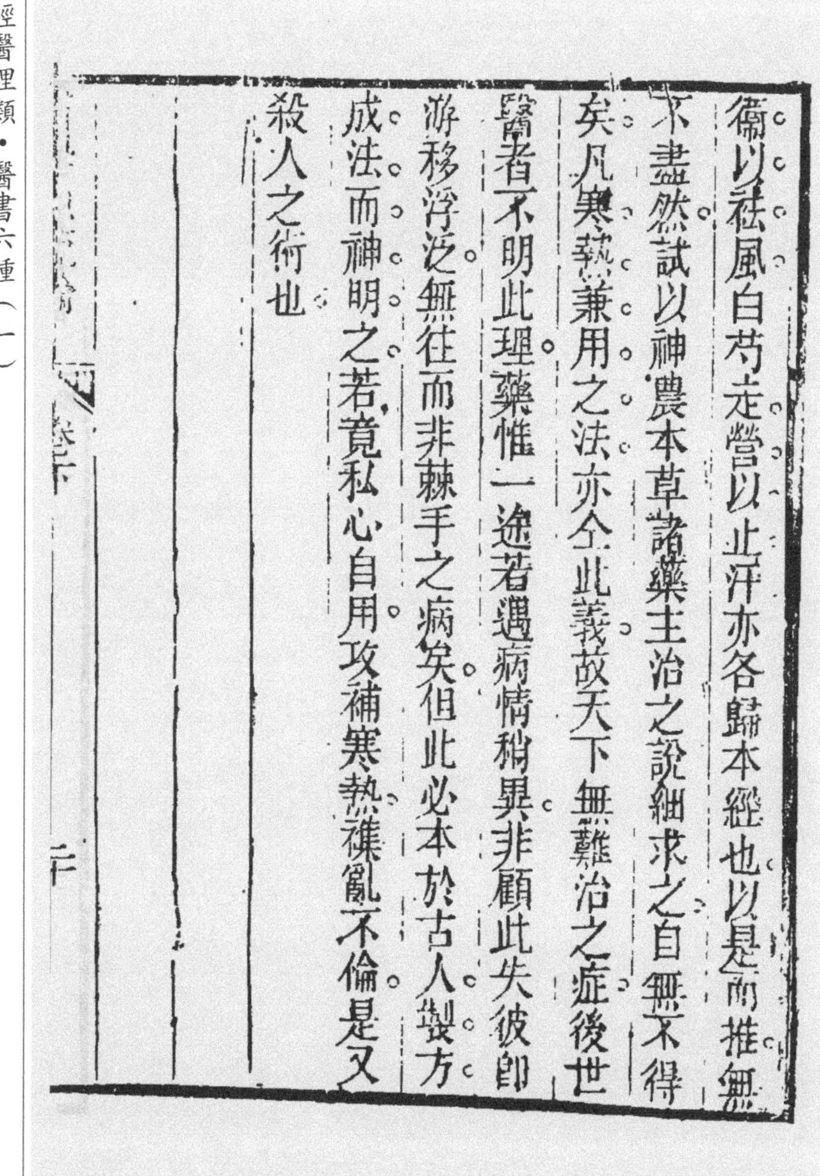

衞以袪風白芍走營以止汗亦各歸本經也以是而推無不盡然試以神農本草諸藥主治之說細求之自無不得矣凡寒熱兼用之法亦全此義故天下無難治之症後世醫者不明此理藥惟一途若遇病情稍異非顧此失彼即游移浮泛無往而非棘手之病矣但此必本於古人製方成法而神明之若竟私心自用攻補寒熱襍亂不倫是又殺人之術也

臨病人問所便論

病者之愛惡苦樂即病情虛實寒熱之徵醫者望色切脉而知之不如其自言之爲尤眞也惟病者不能言之處即言而不知其所以然之故則賴醫者推求其理耳今乃病者所自知之病明明爲醫者言之則醫者正可因其言而知其病之所在以治之乃不以病人自知之眞對症施治反執已之偏見强制病人未有不誤人者如傷寒論中云能食者爲中風不能食者爲中寒則傷寒內中風之症未嘗禁其食也乃醫者見爲傷寒之症斷不許食凡屬感症

皆不許其食甚有病已半愈胃虛求食而亦禁之以至因餓而死者又傷寒論云欲飲水者稍稍與之蓋實火煩渴得水則解未嘗禁冷水也乃醫家凡遇欲冷飲之人一概禁止并有伏暑之病得西瓜而即愈者病人哀求欲食亦斷絕不與至煩渴而死如此之類不可枚舉蓋病者之性情氣體有能受溫熱者有能受寒凉者有不受補者有不禁攻者各有不全乃必強而從我意見況醫者之意見亦各人不仝于是治病之法無一中肯者矣內經云臨病人問所便蓋病人之所便即病情真實之所在如身大熱而

反欲熱飲則假熱而眞寒也身寒戰而反欲寒飲是假寒而眞熱也以此比類推百不失一而世之醫者偏欲與病人相背何也惟病人有所嗜好而與病相害者則醫者宜開導之如其人本喜酸或得嗽症則酸宜忌如病人本喜酒得濕病則酒宜忌之類此則不可縱欲以益其疾若與病症無碍而病人之所喜則從病人之便卽所以治其病也此內經辨症之精義也

治病不必顧忌論

凡病人或體虛而患實邪，或舊有他病與新病相反，或一人兼患二病，其因又相反，或內外上下各有所病，醫者躊躇束手，不敢下藥，此乃不知古人制方之道者也。古人用藥惟病是求，藥所以制病，有一病則有一藥以制之。其人有是病，則其藥必至于病所而驅其邪，決不反至無病之處以爲禍也。若留其病不使去，雖强壯之人遷延日久，亦必精神耗竭而死，此理甚易明也。如怯弱之人本無攻伐之理，若或傷寒而邪入陽明，則仍用硝黄下藥，邪去而精氣自復如或懷姙之婦忽患癥瘕必用桃仁大黃以下其瘕瘀去而胎自安或老年及久病之人或宜發散或宜攻伐皆不可因其血氣之衰而兼用補益如傷寒之後食復女勞復仲景皆治其食清其火並不因病後而用溫補惟視病之所在而攻之中病即止不復有所顧慮故天下無棘手之病惟不能中病或偏或誤或太過則不病之處亦傷而人危矣俗所謂有病病當之此歷古相傳之法也故醫者當疑難之際多所顧忌不敢對症用藥者皆視病不明辨症不的審方不眞不知古聖之精義者也

病深非淺藥能治論

天下有治法不誤而始終無效者此乃病氣深痼非泛然之方藥所能愈也凡病在皮毛營衛之間卽使病勢極重而所感之位甚淺邪氣易出至于藏府筋骨之痼疾如勞怯痞隔風痺痿厥之類其感非一日其邪在藏府筋骨如油之入麵與正氣相併病家不知屢易醫家醫者見其不效雜藥亂投病日深而元氣日敗遂至不救不知此病非一二尋常之方所能愈也今之集方書者如風痺大症之類前錄古方數首後附以通治之方數首如此而已此等

治法豈有愈期必當徧考此病之種類與夫致病之根源及變遷之情狀并詢其歷來服藥之誤否然後廣求古今以來治此症之方選擇其內外種種治法次第施之又時時消息其效否而神明變通之則痼疾或有可愈之理若徒執數首通治之方屢試不効其計遂窮未有不誤者也故治大症必學問深博心思精敏又專心久治乃能奏效世又有極重極久之病諸藥罔效忽服極輕淡之方而愈此乃其病本有專治之方從前皆係誤治忽遇對症之藥自然應手而痊也

愈病有日期論

治病之法自當欲其速愈世之論者皆以爲治早而藥中病則愈速治緩而藥不中病則愈遲此常理也然亦有不論治之遲早而愈期有一定者内經藏氣法時論云夫邪氣之客于身也以勝相加至其所生而愈至其所不勝而甚至其所生而持自得其位而起其他言病愈之期不一傷寒論云發于陽者七日愈發于陰者六日愈又云風家表解而不了了者十二日愈此皆宜靜養調攝以待之不可亂投藥石若以其不愈或多方以取效或更用重劑以

希功。即使不誤。藥力勝而元氣反傷。更或有不對症之藥。不惟無益。反有大害。此所宜知也。況本原之病。必待其精神漸復。精神豈有驟長之理。至于外科。則起發成膿。生肌收口。亦如痘症。有一定之日期。治之而誤。固有遷延生變者。若欲强之有速效。則如揠苗助長。其害有不可勝言者。乃病家醫家。皆不知之。醫者投藥不效。自疑爲未當。又以别方試之。不知前方實無所害。特時未至耳。乃反誤試諸藥。愈換而病愈重。病家以醫者久而不效。更換他醫。他醫徧閱前方。知其不效。亦復更換他藥。愈治愈遠。由是斷斷不死之病亦不救矣此皆由不知病愈有日期之故也夫病家不足責爲醫者豈可不知而輕以人嘗試乎若醫者審知之而病家必責我以近效則當明告之故決定所愈之期倘或不信必欲醫者另立良方則以和平輕淡之藥姑以應病者之求待其自愈如更不信則力辭之斷不可狥人情而至于誤人如此則病家一時或反怨謗以後其言果驗則亦知我識高而品崇矣

[illegible]

治人必考其驗否論

天下之事惟以口舌爭而無從考其信否者則是非難定若夫醫則有效驗之可徵知之最易而爲醫者自審其工拙亦最易然而世之擇醫者與爲醫者皆憒憒而莫之辨何也古人用藥苟非宿病痼疾其效甚速內經云一劑知二劑已又云覆杯而卧傷寒論云一服愈者不必盡劑可見古人審病精而用藥當未有不一二劑而效者故治病之法必宜先立醫案指爲何病所本何方方中用某藥專治某症其論說本之何書服此藥後于何時減去所患之

何症倘或不驗必求所以不驗之故而更思必效之法或所期之效不應反有他效必求其所以致他效之故又或反增他症或病反重則必求所以致害之故而自痛懲焉更復博考醫書期于必愈而止若其病本不能速效或其病祗可小效或竟不可治亦必豫立醫案明著其說然後立方不得冒昧施治如此自考自然有過必知加以潛心好學其道日進矣今之醫者事事反此惟記方數首擇時尚之藥數種不論何病何症總以此塞責偶爾得效自以爲功其或無效或至于死亦諉于病勢之常病家亦相循

爲固然全不一怪間有病家于未服藥之前問醫者服此藥之後效驗若何醫者荅云且看服後何如豈有預期之理病家亦唯唯自以爲失言何其愚也若醫者能以此法自考必成良醫病家以此法考醫者必不爲庸醫之所誤兩有所益也

防微論

病之始生淺則易治久而深入則難治內經云聖人不治已病治未病夫病已成而藥之譬猶渴而穿井鬭而鑄兵不亦晚乎傷寒論序云時氣不和便當早言尋其邪由及在腠理以時治之罕有不愈患人忍之數日乃說邪氣入藏則難可制昔扁鵲見齊桓公云病在腠理三見之後則已入藏不可治療而逃矣歷聖相傳如同一轍蓋病之始入風寒既淺氣血藏府未傷自然治之甚易至于邪氣深入則邪氣與正氣相亂欲攻邪則礙正欲扶正則助邪即

使邪漸去而正氣已不支矣若夫得病之後更或勞動感風傷氣傷食謂之病後加病尤極危殆所以人之患病在客館道途得者往往難治非所得之病獨重也乃既病之後不能如在家之安適而及早治之又復勞動感冒致病深入而難治也故凡人少有不適必當即時調治斷不可忽爲小病以致漸深更不可勉强支持使病更增以貽無窮之害此則凡人所當深省而醫者亦必詢明其得病之故更加意體察也

知病必先知症論

凡一病必有數症有病同症異者有症同病異者有症與病相因者有症與病不相因者蓋合之則曰病分之則曰症古方以一藥治一症合數症而成病卽合數藥而成方其中亦有以一藥治幾症者有合幾藥而治一症者又有同此一症因不同用藥亦異變化無窮其淺近易知者如吐逆用黃連半夏不寐用棗仁茯神之類人皆知之至于零雜之症如內經所載喘、欬、噫、語、吞、欠、嚏、嘔、笑、泣、目瞑、嗌乾、心懸、善恐、涎下、涕出、齧唇、齧舌、善忘、善怒、喜握、多夢、嘔痠䐴汗、等症。不可勝計。或由司天運氣。或由藏府生尅。或由邪氣傳變。內經言之最詳。後之醫者。病之總名亦不能知。安能于一病之中。辨明衆症之源流。即使病者身受其苦。備細言之。而彼實茫然不知古人以何藥爲治。仍以泛常不切之品應命。并有用相反之藥。以益其疾者。此病者之所以無門可告也。學醫者當熟讀內經。每症究其緣由。詳其情狀。辨其異同。審其眞僞。然後徧考方書本草。詳求古人治法。一遇其症。應手輒愈。不知者以爲神奇。其實古聖皆有成法也

補藥可通融論

古人病愈之後，即令食五穀以養之，則元氣自復，無所謂補藥也。黄農仲景之書，豈有補益之方哉？間有别載他書者，皆托名也。自唐千金翼等方出，始以養性補益等各立一門，遂開後世補養服食之法。以後醫家，凡屬體虚病後之人，必立補方，以爲調理善後之計。若富貴之人，則必常服補藥，以供勞心縱欲之資。而醫家必百計取媚，以順其意。其藥專取貴重辛熱爲主，無非參术地黄桂附鹿茸之類，托名秘方異傳。其氣體合宜者，一時取效，久之必得風痺陰凅等疾。隱受其害。雖死不悔。此等害人之說。固不足論。至體虚病後補藥之方。自當因人而施。視藏府之所偏而損益之。其藥亦不外陰陽氣血。擇和平之藥數十種相爲出入。不必如治病之法。一味不可移易也。故立方只問其陰陽藏府何者專重而已。況膏丸合就。必經月經時而後服完。若必每日視脉察色而後服藥。則必須一日換一丸方矣。故凡服補藥。皆可通融者也。其有神其說。過爲艱難慎重。取貴僻之藥以爲可以却病長生者。非其人本愚昧。即欲以之欺人耳。

輕藥愈病論

古諺有不服藥爲中醫之說，自宋以前已有之。蓋因醫道失傳，治人多誤，病者又不能辨醫之高下，故不服藥。雖不能愈病，亦不至爲藥所殺。況病苟非死症，外感漸退，內傷漸復，亦能自愈，故云中醫。此過于小心之法也。而我以爲病之在人，有不治自愈者，有不治難愈者，有不治竟不愈而死者。其自愈之疾，誠不必服藥；若難愈及不愈之疾，固當服藥。乃不能知醫之高下，藥之當否，不敢以身嘗試，則莫若擇平易輕淺有益無損之方，以備酌用，小誤亦無害，對病有奇功。此則不止于中醫矣。如偶感風寒。則用葱白蘇葉湯取微汗。偶傷飲食。則用山查麥芽等湯消食。偶感暑氣。則用六一散廣藿湯清暑。偶傷風熱。則用燈心竹葉湯清火。偶患腹瀉。則用陳茶佛手湯和腸胃。如此之類。不一而足。即使少誤。必無大害。又有其藥似平常。而竟有大誤者。不可不知。如腹痛嘔逆之症。寒亦有之。熱亦有之。暑氣觸穢亦有之。或見此症。而飲以生姜湯。如果屬寒。不散寒而用生姜熱性之藥。與寒氣相鬬。已非正治。然猶有得效之理。其餘三症。飲之必危。曾見有人中暑而服濃姜湯一碗覆杯即死若服紫蘇湯寒即立散暑熱亦無害蓋紫蘇性發散不拘何症皆能散也故雖極淺之藥而亦有深義存焉此又所宜慎也凡人偶有小疾能擇藥性之最輕淡者隨症飲之則服藥而無服藥之誤不服藥而有服藥之功亦養生者所當深考也

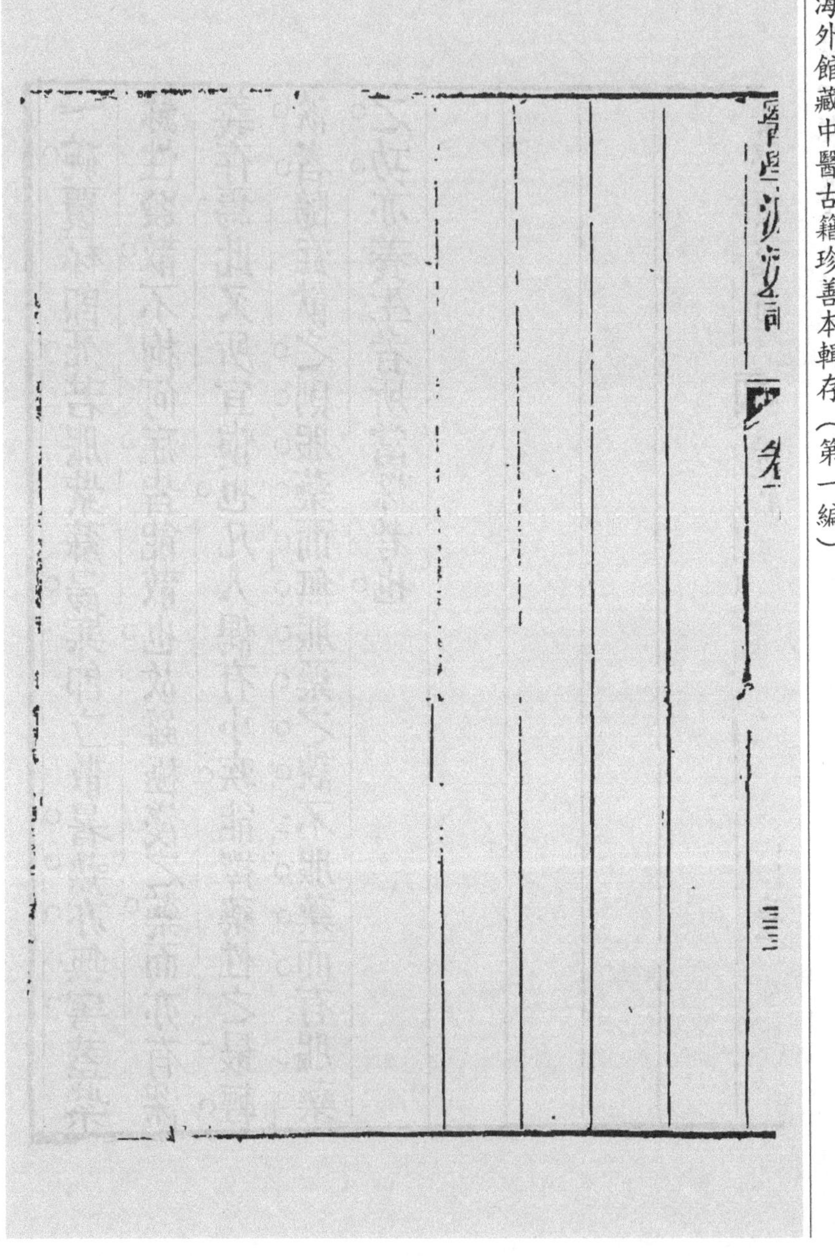

腹內癰論

古之醫者無分內外又學有根柢故能無病不識後世內外科既分則顯然爲內症者內科治之顯然爲外症者外科治之其有病在腹中內外未顯然者則各執一說各擬一方歷試諸藥皆無效驗輕者變重重者卽殞矣此等症不特外科當知之卽內科亦不可不辨明眞確知非已責卽勿施治毋至臨危束手而後委他人也腹內之癰有數症有肺癰有肝癰有胃脘癰有小腸癰有大腸癰有膀胱癰惟肺癰咳吐腥痰人猶易辨餘者或以爲痞結或以爲

瘀血或以爲寒痰或以爲食積醫藥雜投及至成膿治已無及并有不及成膿而死者病者醫者始終不知何以致死比比然也今先辨明痞結瘀血寒痰食積之狀凡痞結瘀血必有所因且由漸而成寒痰則痛止無定又必另現痰症食積則必有受傷之日且三五日後大便通即散惟外症則痛有常所而遷延益甚金匱云諸脉浮數應當發熱而反淅淅惡寒若有痛處當發其癰以手按腫上熱者有膿不熱者無膿此數句乃內癰真諦也又云腸癰之爲病身甲錯腹皮急按之濡如腫狀腹無積聚身無熱是也

若肝癰則脇內隱隱痛日久亦吐膿血小腸癰與大腸相似而位畧高膀胱癰則痛在少腹之下近毛際着皮即痛小便亦艱而痛胃脘癰則有虚實二種其實者易消若成膿必大吐膿血而愈惟虚症則多不治先胃中痛脹久而心下漸高其堅如石或有寒熱飲食不進按之尤痛形體枯瘦此乃思慮傷脾之症不待癰成即死故凡腹中有一定痛處惡寒倦卧不能食者皆當審察防成內癰甚毋因循求治于不明之人以至久而膿潰自傷其生也

圍藥論

外科之法最重外治而外治之中尤重圍藥凡毒之所最忌者散大而頂不高蓋人之一身豈能無七情六慾之伏火風寒暑濕之留邪食飲痰涎之積毒身無所病皆散處退藏氣血一聚而成癰腫則諸邪四面皆會惟圍藥能截之使不併合則周身之火毒不至矣其已聚之毒不能透出皮膚勢必四布爲害惟圍藥能束之使不散漫則氣聚而外洩矣如此則形小頂高易膿易潰矣故外治中之圍藥較之他藥爲特重不但初起爲然即成膿收口始終賴

之一日不可缺。若世醫之圜藥，不過三黄散之類，每試不效，所以皆云圜藥無用。如有既破之後，而仍用圜藥者，則群然笑之。故極輕之毒，往往至于散越而不可收拾者，皆不用圜藥之故也。至于圜藥之方，亦甚廣博，大段以消痰、拔毒、束肌、收火爲主，而寒熱攻提，和平猛厲，則當隨症去取。世人不深求至理，而反輕議圜之非，安望其術之能工也。

難經論

難經非經也以經文之難解者設爲問難以明之故曰難經言以經文爲難而釋之也是書之旨蓋欲推本經旨發揮至道剖晰疑義垂示後學眞讀內經之津梁也但其中亦有未盡善者其問答之詞有卽引經文以釋之者經文本自明顯引之或反遺其要以至經語反晦或則無所發明或則與兩經相背或則以此誤彼此其所短也其中有自出機杼發揮妙道未嘗見于內經而實能顯內經之奥義補內經之所未發此蓋別有師承足與內經並垂千古

不知創自越人乎抑上古亦有此書而越人引以爲証乎自隋唐以來其書盛著尊崇之者固多而無能駁正之者蓋業醫之輩讀難經而識其大義已爲醫道中傑出之流安能更深考内經求其異同得失乎古今流傳之載籍凡有舛誤後人無敢議者比比然也獨難經乎哉餘詳余所著難經經釋中

傷寒論論

仲景傷寒論編次者不下數十家因致聚訟紛紜此皆不知仲景作書之旨故也觀傷寒叙所述乃爲庸醫誤治而設所以正治之法一經不過三四條餘皆救誤之法故其文亦變動不居讀傷寒論者知此書皆設想懸擬之書則無往不得其義矣今人必改叔和之次序或以此條在前或以此條在後或以此症因彼症而生或以此經因彼經而變互相詬厲孰知病變萬端傳經無定古人因病以施方無編方以待病其原本次序既已散亡庶幾叔和所定

爲可信何則叔和序例云今搜採仲景舊論錄其症候診脉聲色對病眞方有神驗者擬防世急則此書乃叔和所搜集而世人輙加辨駁以爲原本不如此抑思苟無叔和安有此書且諸人所編果能合仲景原文否耶夫六經現症亻異有同後人見陽經一症襍于陰經之中以爲宜改入陽經之內不知陰經亦有此症也人各是其私反致古人圓機活法泯沒不可問矣凡讀書能得書中之精義要訣歷歷分明則任其顚倒錯亂而我心自能融會貫通否則徒以古書紛更互異愈改愈晦矣

金匱論

金匱要畧乃仲景治雜病之書也其中缺畧處頗多而上古聖人以湯液治病之法惟賴此書之存乃方書之祖也其論病皆本于內經而神明變化之其用藥悉本于神農本草而融會貫通之其方則皆上古聖人歷代相傳之經方仲景間有隨症加減之法其脉法亦皆內經及歷代相傳之真訣其治病無不精切周到無一毫游移參錯之處實能洞見本源審察毫末故所投必效如桴鼓之相應真乃醫方之經也惜其所載諸病未能全備未知有殘缺與

否然諸大症之綱領亦已粗備後之學者以此爲經而參考推廣之已思過半矣自此以後之書皆非古聖相傳之真訣僅自成一家不可與金匱並列也

脉經論

王叔和著脉經，分門別類，條分縷晰，其原亦本内經而漢以後之說一無所遺，其中旨趣亦不能畫一，使人有所執持。然其滙集羣言，使後世有所考見，亦不可少之作也。愚按脉之爲道，不過驗其血氣之盛衰、寒熱及邪氣之流在何經何藏，與所現之症參觀互考，以究其生剋順逆之理，而後吉凶可憑。所以内經、難經及仲景之論脉，其立論反若甚疎，而應驗如神。若執脉經之說，以爲某病當見某脉，某脉當得某病，雖内經亦間有之，不如是之拘泥繁瑣也。

試而不驗于是或咎脉之不準或咎病之非真或咎方藥之不對症而不知皆非也蓋病有與脉相合者有與脉不相合者兼有與脉相反者全一脉也見于此症爲宜見于彼症爲不宜全一症也見某脉爲宜見某脉爲不宜一病可見數十脉一脉可現數百症變動不拘若泥症一說則從脉而症不合從症而脉又不合反令人彷徨無所適從所以古今論脉之家彼此互異是非各別人持一論得失相半總由不知變通之精義所以愈密而愈疎也讀脉經者知古來談脉之詳密如此因以考其異同辨其得失審

其眞僞窮其變通則自有心得若欲泥脉以治病必至全無把握學者必當先參于内經難經及仲景之説而貫通之則胸中先有定見後人之論皆足以廣我之見聞而識力愈眞此讀脉經之法也

[illegible]

醫學源流論　卷下　四

千金方外臺論

仲景之學至唐而一變。仲景之治病，其論藏府經絡病情傳變，悉本內經，而其所用之方，皆古聖相傳之經方，並非私心自造。間有加減，必有所本。其分兩輕重，皆有法度。其藥悉本于神農本草，無一味游移假借之處。非此方不能治此病，非此藥不能成此方，精微深妙，不可思議。藥味不過五六品，而功用無不周，此乃天地之化機，聖人之妙用，與天地全不朽者也。千金方則不然，其所論病，未嘗不依內經，而不無雜以後世臆度之說。其所用方，亦皆採擇古方不無兼取後世偏襍之法其所用藥未必全本於神農兼取襍方單方及通治之品故有一病而立數方亦有一方而治數病其藥品有多至數十味者其中對症者固多不對症者亦不少故治病亦有效有不效大抵所重專在于藥而古聖制方之法不傳矣此醫道之一大變也然其用意之奇用藥之巧亦自成一家有不可磨滅之處至唐王燾所集外臺一書則纂集自漢以來諸方滙萃成書而歷代之方於焉大備但其人本非專家之學故無所審擇以爲指歸乃醫方之類書也然唐以前之方賴此書以存

其功亦不可泯。但讀之者苟胸中無成竹，則衆說紛紜，羣方淆雜，反茫然失其所據。故讀千金外臺者，必精通乎內經、仲景、本草等書，胸中先有成見，而後取其長而舍其短，則可資我博採之益。否則反亂人意，而無所適從。嗟乎！千金外臺且然，況後世偏駁襍亂之書，能不惑人之心志哉！等而下之，更有無稽杜譔之邪書，尤不足道矣。

活人書論

宋人之書能發明傷寒論使人有所執持而易曉大有功于仲景者活人書爲第一蓋傷寒論不過隨舉六經所現之症以施治有一症而六經皆現者并有一症而治法廻别者則讀者茫無把握矣此書以經絡病因傳變疑似條分縷晰而後附以諸方治法使人一覽了然豈非後學之津梁乎其書獨出機杼又能全本經文無一字混入已意豈非好學深思述而不作足以繼往開來者乎後世之述傷寒論者唐宋以來已有將經文刪改移易不明不貫至

近代前條辨傷論編等書又復顛倒錯亂各逞意見互相辨駁總由分疵不淸欲其強合所以日就支離若能參究此書則任病情之錯綜反覆而治法仍歸一定何必聚訟紛紜致古人之書愈講而愈晦也

大素脉論

診脉以之治病其血氣之盛衰及風寒暑濕之中人可驗而知也乃相傳有大素脉之說以候人之壽夭窮通智愚善惡纖悉皆備夫脉乃氣血之見端其長而堅厚者爲壽之徵其短小而薄弱者爲夭之徵清而有神爲智之徵濁而無神爲愚之徵理或宜然若善惡已不可知窮通則與脉何與然或得壽之脉而其人或不謹于風寒勞倦患病而死得夭之脉而其人愛護調攝得以永年又有血氣甚清而神志昏濁者形質甚濁而神志清明者即壽夭智愚

亦不能皆驗。況其他乎。又書中更神其說。以爲能知某年得某官。某年得財若干。父母何人。子孫何若。則更荒唐矣。天下或有習此術而言多驗者。此必別有他術以推測而倖中。借此以神其說耳。若盡于脉見之。斷斷無是理也。

婦科論

婦人之疾與男子無異惟經期胎產之病不同且多癥瘕之疾其所以多癥瘕之故亦以經帶胎產之血易于凝滯故較之男子爲多故古人名婦科謂之帶下醫以其病總屬于帶下也凡治婦人必先明衝任之脉衝脉起于氣街（在毛際兩旁）並少陰之經挾臍上行至胸中而散任脉起于中極之下（臍旁四寸）以上毛際循腹裏上關元又云衝任脉皆起于胞中上循背裏爲經脉之海此皆血之所從生而胎之所由繫明于衝任之故則本原洞悉而後其所生之病千

條萬緒可以知其所從起更參合古人所用之方而神明變化之則每症必有傳受不概治以男子泛用之藥自能所治輒效矣至如世俗相傳之邪說如胎前宜凉產後宜溫等論夫胎前宜凉理或有之若產後宜溫則脫血之後陰氣大傷孤陽獨熾又瘀血未净結爲蘊熱乃反用姜桂等藥我見時醫以此殺人無數觀仲景先生于產後之疾以石羔白薇竹茹等藥治之無不神效或云產後瘀血得寒則凝得熱則行此大謬也凡瘀血凝結因熱而凝者得寒降而解因寒而凝者得熱降而解如桃仁承氣湯非寒

散而何。未聞此湯能凝血也。蓋產後瘀血。熱結爲多。熱瘀成塊。更益以熱。則煉成乾血。永無解散之日。其重者陰涸而卽死。輕者成堅痞褥勞等疾。惟實見其眞屬寒氣所結之瘀。則宜用溫散。故凡治病之法。不本于古聖。而反宗後人之邪說。皆足以害人。諸科皆然。不獨婦科也。

痘科論

今天下之醫法失傳者莫如痘疹痘之源藏于藏府骨脉而發于天時所謂本于藏府骨脉者凡人受生之初陰陽二氣交感成形其始因火而動則必有渣滓未融之處伏于藏府骨脉之中此痘之本源也然外無感召則伏而不出及天地寒暑陰陽之氣沴戾日積與人身之藏府氣血相應則其毒隨之而越此發于天時者也而天時有五運六氣之殊標本勝復之異氣體既稟受不同感發又隨時各別則治法必能通乎造化之理而補救之此至精至微

之術也奈何以寒涼伐之毒藥劫之哉夫痘之源不外乎火固也然內經云火鬱則發之其遇天時炎熱火甚易發者清解固宜若冬春之際氣爲寒束則不起發發而精血不充則無漿漿而精血不繼即不靨則溫散提托補養之法缺一不可豈得概用寒涼至其用蚯蚓桑虫全蝎等毒藥爲禍尤烈夫以毒攻毒者謂毒氣內陷一時不能托出則借其力以透發之此皆危篤之症千百中不得一者乃視爲常用之藥則無毒者反益其毒矣病家因其能知死期故死而不怨孰知服彼之藥無有不死非其識見之高

乃其用藥之靈也。故痘之生死，全賴氣血。當清火解毒者，則清火解毒；當培養氣血者，則溫托滋補，百不失一矣。嗚呼！謬說流傳，起于明季，至今尤甚。惟以寒藥數品，按日定方，不效則繼以毒藥，如此而已。夫以至變至微之病，而立至定至粗之法，于是舉以爲痘科最易，不知殺人亦最多也。

附種痘說

種痘之法，此仙傳也。有九善焉。凡物欲其聚，惟痘不欲其聚。痘未出而强之出，則毒不聚，一也。凡物欲其多，痘欲其少强之出必少二也凡物欲其大痘欲其小强之出必小三也不感時痘之戾氣四也擇天地溫和之日五也擇小兒無他病之時六也其痘苗皆取種出無毒之善種七也凡痘必漿成十分而後毒不陷種痘之漿五分以上即無害八也凡痘必十二朝成靨幷有延至一月者種痘則九朝已回九也其有種而死者深用悔恨不知種而死者則自出斷無不死之理不必悔也至于種出危險之痘或生痘毒此則醫家不能用藥之故種痘之人更能畧知治痘之法則尤爲十全矣

幼科論

幼科古人謂之啞科以其不能言而不知病之所在也此特其一端耳幼科之病如變蒸胎驚之類與成人異者不可勝舉非若婦人之與男子異者止經產數端耳古人所以另立專科其說精詳明備自初生以至成童其病名不啻以百計其治法立方種種各別又婦人之與男子病相仝者治亦相仝若小兒之與成人即病相仝者治亦迥異如傷食之症反有用巴豆硼砂其餘諸症多用金石峻厲之藥特分兩極少耳此古人眞傳也後世不敢用而以草

木和平之藥治之，往往遷延而死。此醫者失傳之故。至于調攝之法，病家能知之者，千不得一。蓋小兒純陽之體，最宜清凉。今人非太煖即太飽，而其尤害者，則在于有病之後，而數與之乳。乳之爲物，得熱則堅韌如棉絮。况兒有病則食乳甚稀，乳久不食則愈充滿，一與之吮，則迅疾涌出，較平日之下咽更多。前乳未消，新乳復充，填積胃口，化爲頑痰。痰火相結，諸脉皆閉而死矣。譬如常人，平日食飯幾何，當病危之時，其食與平時不減，安有不死者哉？然嘔病家云：乳不可食，則羣相詬曰：乳猶水也，食之何害？况兒虛如此。全賴乳養。若復禁乳。則餓死矣。不但不肯信。反將醫者詬罵。其餘之不當食而食。與當食而反不與之食。種種失宜。不可枚舉。醫者豈能坐守之。使事事合節耶。況明理之醫。能知調養之法者。亦百不得一。故小兒之所以難治者。非盡不能言之故也。

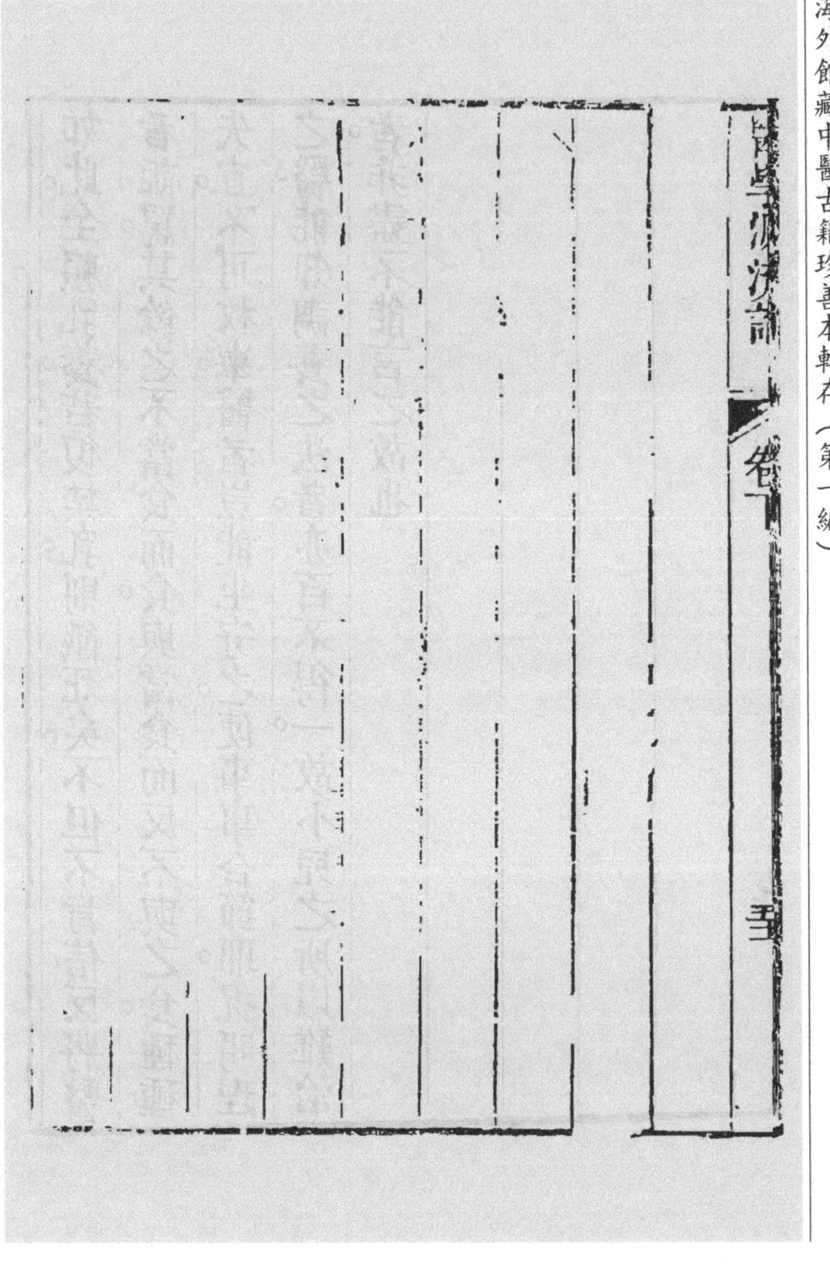

瘍科論

瘍科之法全在外治其手法必有傳授凡辨形察色以知吉凶及先後施治皆有成法必讀書臨症二者皆到然後無誤其升降圍點去腐生肌呼膿止血膏塗洗熨等方皆必純正和平屢試屢驗者乃能應手而愈至于內服之方護心托毒化膿長肉亦有眞傳非尋常經方所能奏效也惟煎方則必視其人之强弱陰陽而爲加減此則必通于內科之理全在學問根柢然又與內科不全蓋煎方之道相同而其藥則有某毒主某藥某症主某方非此不效亦

另有傳授焉故外科總以傳授爲主徒恃學問之宏博無益也有傳授則較之内科爲尤易惟外科而兼内科之症或其人本有宿疾或患外症之時復感他氣或因外症重極内傷藏府則不得不兼内科之法治之此必平日講于内科之道而通其理然後能兩全而無失若不能治其内症則并外症亦不可救此則全在學問深博矣若爲外科者不能兼則當另請名理内科爲之定方而爲外科者參議于其間使其藥與外症無害而後斟酌施治則庶幾兩有所益若其所現内症本因外症而生如痛極而昏暈

欲成而生寒熱毒內陷而脹滿此則內症皆由外症而生只治其外症而內症已愈此又不必商之內科也但其道甚微其方甚衆亦非淺學者所能知也故外科之道淺言之則惟記煎方數首合膏圖藥幾料已可以自名一家若深言之則經絡藏府氣血骨脉之理及奇病怪疾千態萬狀無不盡識其方亦無病不全其珍奇貴重難得之藥亦無所不備雖遇極奇極險之症亦了然無疑此則較之內科爲更難故外科之等級高下懸殊而人之能識其高下者亦不易也

祝由科論

祝由之法，內經賊風篇岐伯曰：先巫知百病之勝，先知其病所從生者，可祝而已也。又移精變氣論岐伯云：古恬憺之世，邪不能深入，故可移精祝由而已。今人虛邪賊風，內著五藏骨髓，外傷空竅肌膚，所以小病必甚，大病必死，故祝由不能已也。由此觀之，則祝由之法，亦不過因其病情之所由，而宣意導氣，以釋疑而解惑。此亦必病之輕者，或有感應之理。若果病機深重，亦不能有效也。古法今已不傳，近所傳符咒之術，間有小效，而病之大者，全不見功。蓋

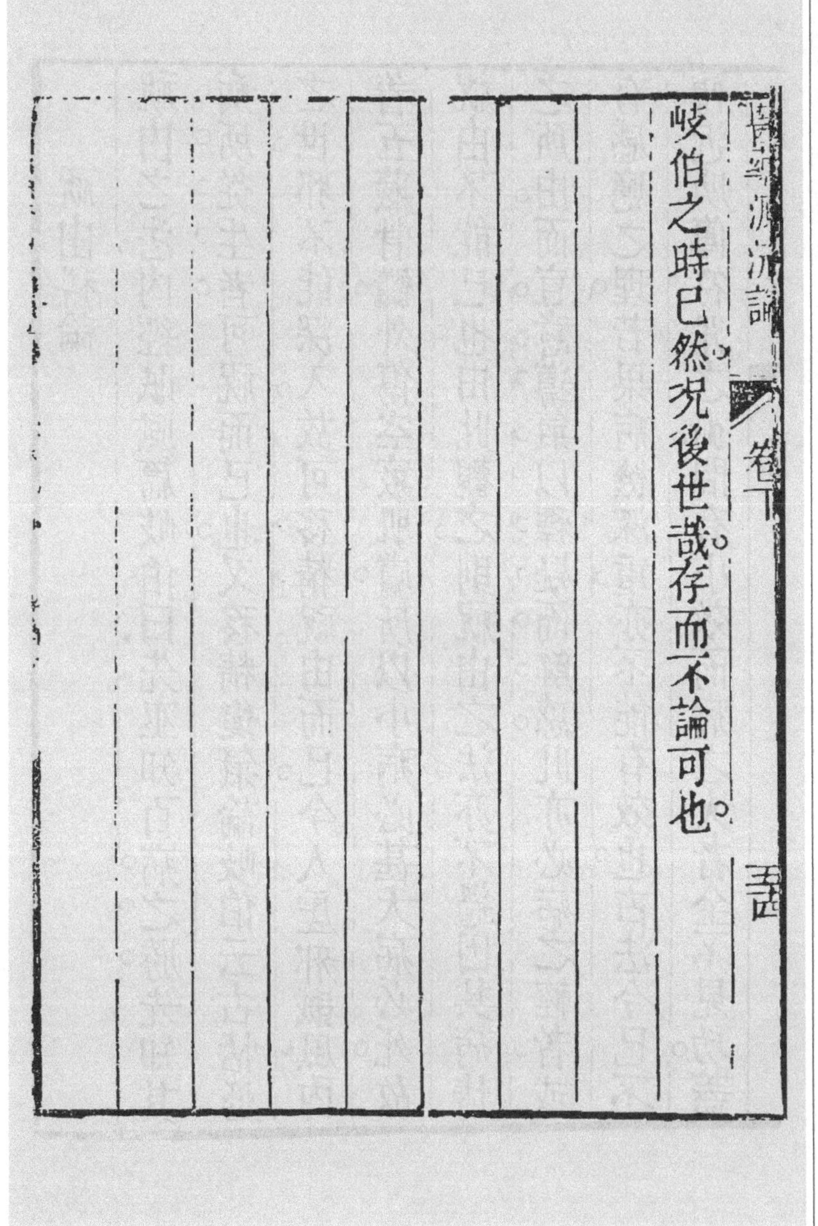

醫學源流論　卷下　五十四

岐伯之時已然。況後世哉。存而不論可也。

獸醫論

禽獸之病。由于七情者少。由于風寒飲食者多。故治法較之人爲猶易。夫禽獸之藏府經絡。雖與人殊。其受天地之血氣。不甚相遠。故其用藥亦與人大畧相同。但其氣粗血濁。其所飲食。非人之飲食。則藥亦當別有主治。不得盡以治人者治之矣。如牛馬之食。則當用消草之藥。犬豕之食。則當用消糠豆之藥是也。又有專屬之品。如貓宜烏藥。馬宜黃藥之類。而其病亦一獸有一獸獨患之病。此則另有專方主治。餘則與人大段相同。但必劑大而力厚之方。取

效爲易其中又有天運時氣之不同變化多端亦必隨症加減此理亦廣博深奥與治人之術不相上下今則醫人之醫尚絶傳况獸醫乎

四大家論

醫道之晦久矣。明人有四大家之說，指張仲景、劉河間、李東垣、朱丹溪四人，謂爲千古醫宗，此眞無知妄談也。夫仲景先生乃千古集大成之聖人，猶儒宗之孔子。河間、東垣乃一偏之學，丹溪不過斟酌諸家之言而調停去取，以開學者便易之門，此乃世俗之所謂名醫也。三子之于仲景，未能望見萬一，乃躋而與之並稱，豈非絶倒！如扁鵲、倉公、王叔和、孫思邈輩，則實有師承，各擅絶技，然亦僅成一家之言，如儒家漢唐諸子之流，亦斷斷不可與孔子並列，況三人哉至三人之高下劉則耑崇內經而實不能得其精義朱則平易淺近未覩本原至于東垣執耑理脾胃之說純用升提香燥意見偏而方法亂貽誤後人與仲景正相反後世頗宗其說皆由世人之于醫理全未夢見所以爲所惑也更可駭者以仲景有傷寒論一書則以爲耑明傷寒金匱要畧則以爲不可依以治病其說荒唐更甚吾非故欲輕三子也蓋此說行則天下惟知竊三子之緒餘而不深求仲景之學則仲景延續先聖之法從此日衰而天下萬世夭扎載途其害不小故當亟正之也

醫家論

醫之高下不齊此不可勉強者也然果能盡智竭謀小心謹慎猶不至于殺人更加以詐僞萬端其害不可窮矣或立奇方以取異或用僻藥以惑衆或用參茸補熱之藥以媚富貴之人或假托仙佛之方以欺愚魯之輩或立高談怪論驚世盜名或造假經僞說瞞人駭俗或明知此病易曉僞說彼病以示奇如冬月傷寒強加香薷于傷寒方內而愈以爲此暑病也不知香薷乃其惑人之法也如本係熱症強加乾姜于凉藥之內而愈以爲此眞寒也不知彼

之乾姜乃泡過百次而無味者也于外科則多用現成之藥尤不可辨其立心尤險先使其瘡極大令人驚惶而後治之并有能發不能收以至斃者又有偶得一方如五灰膏三品一條鎗之類不顧人之極痛一槪用之哀號欲死全無憐憫之心此等之人不過欲欺人圖利即使能知一二亦爲私欲所汩没安能奏功故醫者能正其心術雖學不足猶不至于害人况果能虚心篤學則學日進學日進則每治必愈而聲名日起自然求之者衆而利亦隨之若專于求利則名利必兩失醫者何苦舍此而蹈彼也

醫學淵源論

醫書之最古者內經。則醫之祖乃岐黃也。然本草起於神農。則又在黃帝之前矣。可知醫之起。起于藥也。至黃帝則講夫經絡藏府之原。內傷外感之異。與夫君臣佐使。大小奇偶之制。神明夫用藥之理。醫學從此大備。然其書講人身藏府之形。七情六淫之感。與針灸雜法為多。而製方尚少。至伊尹有湯液治病之法。然亦得之傳聞。無成書可考。至扁鵲倉公。而湯藥之用漸廣。張仲景先生出。而雜病傷寒。尚以方藥為治。遂為千古用方之祖。而其方亦俱原本神農黄帝之精義皆從古相傳之方仲景不過集其成耳自是之後醫者以方藥爲重其於天地陰陽經絡藏府之道及針灸雜術往往不甚考求而治病之法從此一變唐宋以後相尋彌甚至元之劉河間張潔古等出未嘗不重内經之學凡論病必先叙經文而後採取諸家之説繼乃附以治法似爲得旨然其人皆非通儒不能深通經義而于仲景制方之義又不能深考其源故其説非影響即支離各任其偏而不歸于中道其尤偏駁者李東垣爲甚惟以溫燥脾胃爲主其方亦毫無法度因當時無真實之學

盜竊虛名故其教至今不絕至明之薛立齋尤浮泛荒謬猶聖賢之學變而爲腐爛時文何嘗不曰我明經學古者也然以施之治天下果能如唐虞三代者乎既不知神農黃帝之精義則藥性及藏府經絡之源不明也又不知仲景制方之法度則病變及施治之法不審也惟曰某病則用某方如不效改用某方更有一方服至二三十劑令病者遷延自愈者胸中毫無把握惟以簡易爲主自此以降流弊日甚而枉死載途矣安得有參本草窮內經熟金匱傷寒者出而挽救其弊以全民命乎其害總由于習醫者

皆貧苦不學之人，惴以此求衣食，故祗記數方，遂以之治天下之病，不復更求他法，故其禍遂至于此也

考試醫學論

醫爲人命所關，故周禮醫師之屬掌于冢宰，歲終必稽其事而制其食。至宋神宗時，設內外醫學，置教授及諸生，皆分科考察陞補。元亦彷而行之。其考試之文，皆有程式。未知當時得人何如，然其愼重醫道之意，未嘗異也。故當時立方治病，猶有法度。後世醫者，大槪皆讀書不就，商賈無資，不得已而爲衣食之計。或偶涉獵肆中，剿襲醫書；或托名近地時醫門下。始則欲以欺人，久之亦自以爲醫術不過如此。其誤相仍，其害無盡，岐黃之精義幾絕矣。若欲斟酌古今考試之法必訪求世之實有師承學問淵博品行端方之醫如宋之教授令其嚴考諸醫取則許掛牌行道既行之後亦復每月嚴課或有學問荒疎治法謬誤者小則撤牌讀書大則飭使改業教授以上亦如周禮醫師之有等其有學問出衆治效神妙者候補教授其考試之法分爲六科曰針灸曰大方曰婦科曰幼科兼痘科曰眼科曰外科其能諸科皆通者曰全科通一二科者曰兼科通一科者曰專科其試題之體有三一曰論題出靈樞素問發明經絡藏府五運六氣寒熱虛實補瀉逆從之理二曰

解題出神農本草傷寒論金匱要畧考訂藥性病變製方之法三曰案自述平日治病之驗否及其所以用此方治此病之意如此考察自然言必本于聖經治必遵乎古法學有淵源而師承不絕矣豈可聽涉獵杜譔全無根柢之人以人命爲兒戲乎

解題出神農本草傷寒論金匱要略本草藥性古今方法

之法三日察自述乎且治病之際反其所以而用之法

此病之意卻其形察自發言必本于脈證治必按乎古法

學有淵源而師承不絕矣豈可認證施謬誤全錯滅之

八以人命為兒戲乎

醫非人人可學論

今之學醫者皆無聊之甚習此業以爲衣食之計耳孰知醫之爲道乃古聖人所以洩天地之秘奪造化之權以救人之死其理精妙入神非聰明敏哲之人不可學也黃帝神農越人仲景之書文詞古奧搜羅廣遠非淵博通達之人不可學也凡病之情傳變在于頃刻眞僞一時難辨一或執滯生死立判非虛懷靈變之人不可學也病名以千計病症以萬計藏府經絡內服外治方藥之書數年不能竟其說非勤讀善記之人不可學也又內經以後支分派

別人自爲師，不無偏駁，更有怪僻之論，鄙俚之說，紛陳錯立，淆惑百端。一或誤信，終身不返，非精鑒確識之人，不可學也。故爲此道者，必具過人之資，通人之識，又能屏去俗事，專心數年，更得師之傳授，方能與古聖人之心潛通默契。若今之學醫者，與前數端事事相反，以通儒畢世不能工之事，乃以全無文理之人，欲頃刻而能之，宜道之所以日喪，而枉死者徧天下也。

名醫不可爲論

爲醫固難，而爲名醫尤難。何則？名醫者，聲價甚高，敦請不易，即使有力可延，又恐往而不遇，即或可遇，其居必非近地，不能旦夕可至。故病家凡屬輕小之疾，不即延治，必病勢危篤，近醫束手，舉家以爲危，然後求之。夫病勢而人人以爲危，則眞危矣。又其病必遷延日久，屢易醫家，廣試藥石，一誤再誤，病情數變，已成壞症。爲名醫者，豈眞有起死回生之術哉？病家不明此理，以爲如此大名，必有回天之力，若亦如他醫之束手，亦何以異于人哉？于是望之甚切責之甚重若眞能操人生死之權者則當之者難爲情矣若此病斷然必死則明示以不治之故定之死期飄然而去猶可免責倘此症萬死之中猶有生機一線若用輕劑以塞責致病人萬無生理則于心不安若用重劑以背城一戰萬一有變則謗議蜂起前人誤治之責盡歸一人雖當定方之時未嘗不明白言之然人情總以成敗爲是非既含我之藥而死其咎不容諉矣又或大病差後元氣虚而餘邪尚伏善後之圖尤宜深講病家不知失于調理愈後復發仍有歸咎于醫之未善者此類甚多故名醫之治

病較之常醫倍難也知其難則醫者固宜慎之又慎而病家及傍觀之人亦宜曲諒也然世又有獲虛名之時醫到處誤人而病家反云此人治之而不愈是亦命也有殺人之實無殺人之名此必其人别有巧術以致之不在常情之內矣

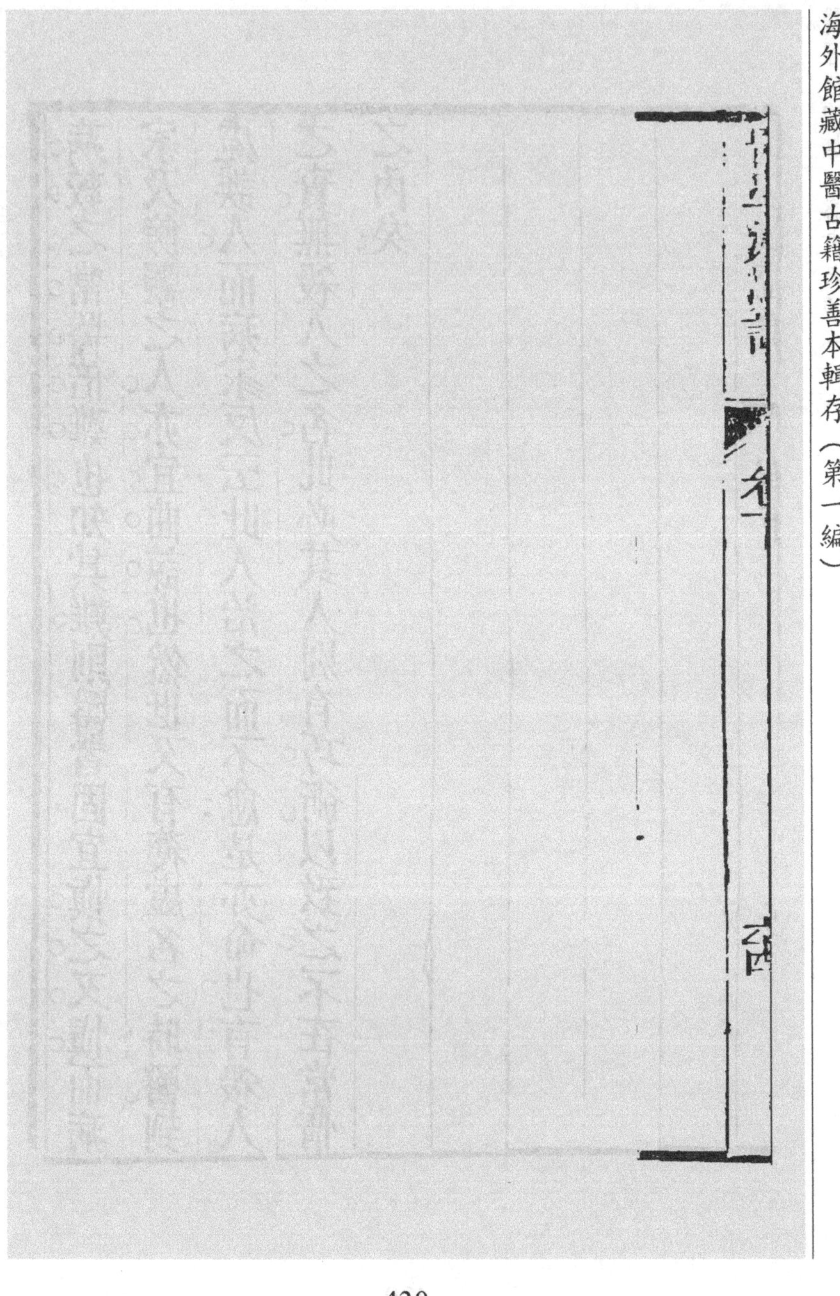

邪說陷溺論

古聖相傳之說揆之于情有至理驗之于疾有奇效然天下之人反甚疑焉而獨于無稽之談義所難通害又立見者人人奉以為典訓守之不敢失者何也其所由來久矣時醫之言曰古方不可以治今病嗟乎天地之風寒暑濕燥火猶是也生人七情六慾猶是也而何以古人用之則生今人用之則死不知古人之以某方治某病者先審其病之確然然後以其方治之若今人之所謂某病非古人之所謂某病也如風火襍感症類傷寒實非傷寒也乃亦

以大劑桂枝湯汗之重者吐血狂躁輕者身熱悶亂于是
罪及仲景以爲桂枝湯不可用不自咎其辨病之不的而
咎古方之誤人豈不謬乎所謂無稽之邪說如深秋不可
用白虎白虎乃傷寒陽明之藥傷寒皆在冬至以後倘且
用之何以深秋巳不可用又謂痢疾血症皆無止法夫痢
血之病屬實邪有瘀者誠不可以遽止至于滑脫空竭非
止不爲功但不可塞其火邪耳又謂餓不死之傷寒吃不
死之痢疾夫傷寒論中以能食不能食驗中寒中風之别
其中以食不食辨症之法不一而足況邪方退非扶其胃

氣。則病變必多。宿食欲行。非新穀入胃。則腸中之氣必不下達。但不可過用耳。執餓不死之說。而傷寒之禁其食而餓死者多矣。謂痢疾爲吃不殺者。乃指人之患痢非噤口而能食者。則其胃氣尚强。其病滴不死。故云。然非謂痢疾之人。無物不可食。執吃不殺之說。而痢疾之過食而死者多矣。此皆無稽之談。不可枚舉。又有近理之說。而謬解之者。亦足爲害。故凡讀書議論。必審其所以然之故。而更精思歷試。方不爲邪說所誤。故聖人深惡夫道聽塗說之人也。

醫學源流論 卷下

涉獵醫書誤人論

人之死誤于醫家者十之三誤于病家者十之三誤于旁人涉獵醫書者亦十之三蓋醫之爲道乃通天徹地之學必全體明而後可以治一病若全體不明而偶得一知半解舉以試人輕淺之病或能得效至于重大疑難之症亦以一偏之見妄議用藥一或有誤生死立判矣間或偶然倖中自以爲如此大病猶能見功益復自信以後不拘何病輒妄加議論至殺人之後猶以爲病自不治非我之過于是終身害人而不悔矣然病家往往多信之者則有故

焉蓋病家皆不知醫之人而醫者寫方即去見有稍知醫
理者議論鑿鑿又關切異常情面甚重自然聽信誰知彼
乃偶然繙閱及道聽塗說之談彼亦未嘗審度從我之說
病者如何究竟而病家已從之矣又有文人墨客及富貴
之人文理本優偶爾檢點醫書自以爲已有心得傍人因
其平日稍有學問品望倍加信從而世之醫人因自已全
無根柢辨難反出其下于是深加佩服彼以爲某乃名醫
尙不如我遂肆然爲人治病愈則爲功死則無罪更有執
一偏之見恃其文理之長更著書立說貽害後世此等之

人不可勝數嗟乎古之為醫者皆有師承而又無病不講無方不通一有邪說異論則引經據典以折之又能實有把持所治必中故餘人不得而參其末議今之醫者皆全無本領一書不讀故涉獵醫書之人反出而臨乎其上致病家亦鄙薄醫者而反信夫涉獵之人以致害人如此此其咎全在醫中之無人故人人得而操其長短也然涉獵之人久而自信益真始誤他人繼誤骨月終則自誤其身我見甚多不可不深省也

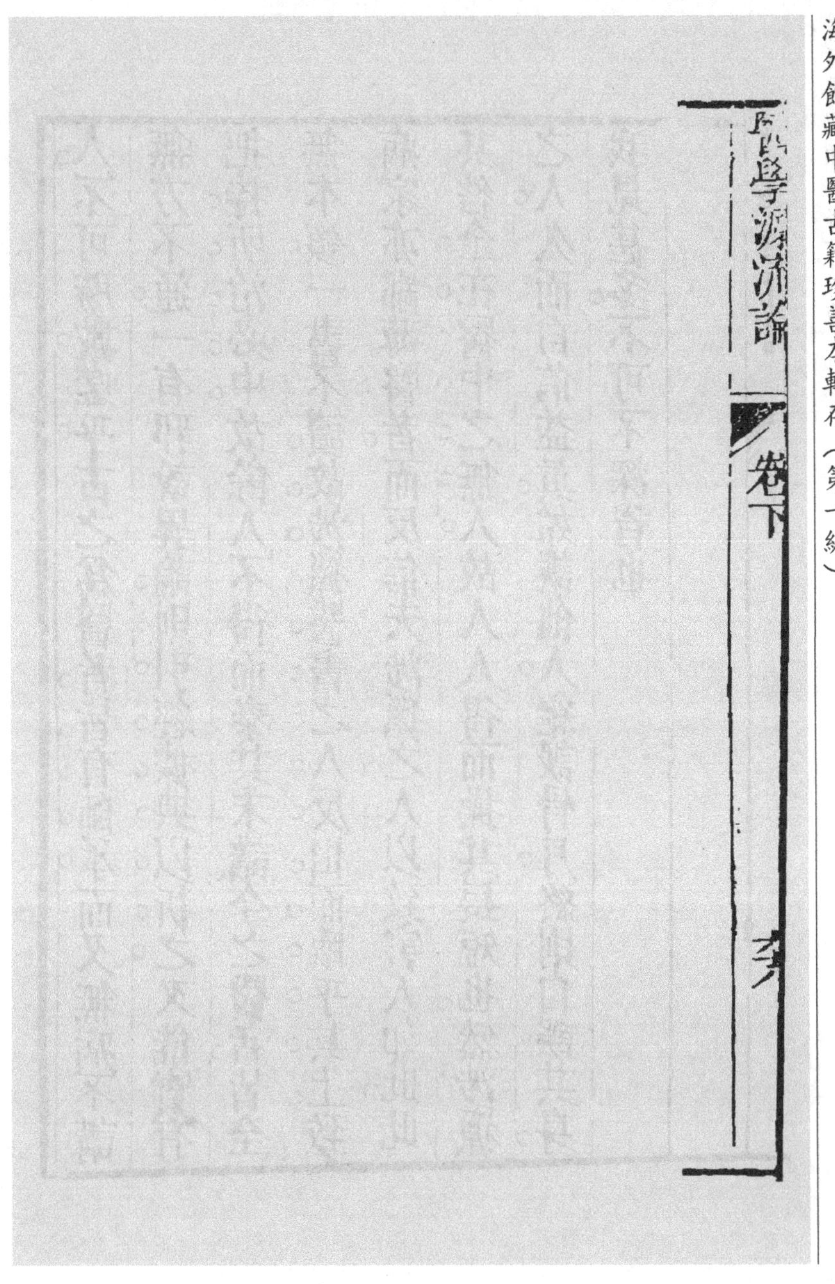

醫學源流論　卷下

病家論

天下之病誤于醫家者固多誤于病家者尤多醫家而誤易良醫可也病家而誤其弊不可勝窮有不問醫之高下即延以治病其誤一也有以耳爲目聞人譽某醫即信爲眞不考其實其誤二也有平日相熟之人務取其便又慮别延他人覺情面有虧而其人又叨任不辭希圖酬謝古人所謂以性命當人情其誤三也有遠方邪人假稱名醫高談濶論欺騙愚人遂不復詳察信其欺妄其誤四也有因至親密友或勢位之人薦引一人情分難却勉强延請

其誤五也更有病家戚友偶閱醫書自以爲醫理頗通每見立方必妄生議論私改藥味善則歸已過則歸人或各薦一醫互相毀謗遂成黨援甚者各立門戶如不從已反幸灾樂禍以期必勝不顧病者之死生其誤七也又或病勢方轉未收全功病者正疑見效太遲忽而讒言鋒起中道變更又換他醫遂至危篤反咎前人其誤八也又有病變不常朝當桂附暮當芩連又有純虛之體其症反宜用硝黃大實之人其症反宜用參朮病家不知以爲怪僻不從其說反信庸醫其誤九也又有吝惜錢財惟賤是取況

名醫皆自作主張不肯從我反不若某某等和易近人柔順受商酬謝可畧扁鵲云輕身重財不治其誤十也此猶其大端耳其中更有用參附則喜用攻劑則惧服參附而死則委之命服攻伐而死則咎在醫使醫者不敢對症用藥更有製藥不如法煎藥不合度服藥非其時更或飲食起居寒暖勞逸喜怒語言不時不節難以枚舉小病無害若大病則有一不合皆足以傷生然則爲病家者當何如在謹擇名醫而信任之如人君之用宰相擇賢相而專任之其理一也然則擇賢之法若何曰必擇其人品端方心

術純正又復詢其學有根柢術有淵源歷考所治果能十全八九而後延請施治然醫各有所長或今所患非其所長則又有誤必細聽其所論切中病情和平正大又用藥必能命中然後托之所謂命中者其立方之時先論定此方所以然之故服藥之後如何效驗或云必得幾劑而後有效其言無一不驗此所謂命中也如此試醫思過半矣若其人本無足取而其說又怪僻不經或游移恍惚用藥之後與其所言全不相應則卽當另覓名家不得以性命輕試此則擇醫之法也

醫者誤人無罪論

人命所關亦大矣。凡害人之命者，無不立有報應。乃今之爲名醫者，既無學問，又無師授，兼以心術不正，欺世盜名。害人無算，宜有天罰以彰其罪。然往往壽考富厚，子孫繁昌，全無殃咎，我始甚不解焉。以後日與病者相周旋，而後知人之誤藥而死，半由于天命，半由于病家。醫者不過依違順命，以成其死，並非造謀之人。故殺人之罪，醫者不受也。何以言之？夫醫之良否，有一定之高下，而病家則于醫之良者，彼偏不信；醫之劣者，反信而不疑。言補益者以爲良醫言攻散者以爲庸醫言溫熱者以爲有益言清凉者以爲傷生或旁人互生議論或病人自改方藥而醫者欲其術之行勢必曲從病家之意病家深喜其和順偶然或愈醫者自矜其功如其或死醫者不任其咎病家因自作主張隱諱其非不復咎及醫人故醫者之曲從病家乃邀功避罪之良法也既死之後聞者亦相傳以爲某人之病因誤服某人之藥而死宜以爲戒矣及至自己得病亦復如此更有平昔最佩服之良醫忽然自生疾病反信平日所最鄙薄之庸醫而傷其生者是必有鬼神使之此乃所

謂命也蓋人生死有定數若必待人之老而自死則天下皆壽考之人而命無權故必生疾病使之不以壽而死然疾病之輕重不齊或其人善自保護則六淫七情之所感甚輕命本當死而病淺不能令其死則命又無權于是天生此等之醫分布于天下凡當死者少得微疾醫者必能令其輕者重重者死而命之權于是獨重則醫之殺人乃隱然奉天之令以行其罰不但無罪且有微功故無報也惟世又有立心欺詐買弄聰明造揑假藥以欺嚇人而取其財者此乃有心之惡與前所論之人不全其禍無不立

至我見亦多矣。願天下之人細思之。眞鑿鑿可徵。非狂談也。